Misshandlung und Vernachlässigung

Leitfaden Kinder- und Jugendpsychotherapie
Band 28

Misshandlung und Vernachlässigung

Jun.-Prof. Dr. Miriam Rassenhofer, Dr. Ulrike Hoffmann, M.Sc. Lina Hermeling,
Oliver Berthold, Prof. Dr. Jörg M. Fegert, Prof. Dr. Ute Ziegenhain

Herausgeber der Reihe:

Prof. Dr. Manfred Döpfner, Prof. Dr. Dr. Martin Holtmann,
Prof. Dr. Franz Petermann

Begründer der Reihe:

Manfred Döpfner, Gerd Lehmkuhl, Franz Petermann

Miriam Rassenhofer
Ulrike Hoffmann
Lina Hermeling
Oliver Berthold
Jörg M. Fegert
Ute Ziegenhain

Misshandlung und Vernachlässigung

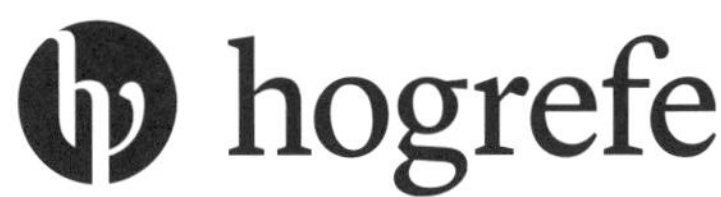

Jun.-Prof. Dr. Miriam Rassenhofer, geb. 1983. Seit 2018 W1-Professur für Lehre, Dissemination und Vernetzung im Kinderschutz an der Universität Ulm.

Dr. Ulrike Hoffmann, geb. 1974. Seit 2017 Leitung der Arbeitsgruppe „Wissenstransfer, Dissemination, E-Learning" an der Klinik für Kinder- und Jugendpsychiatrie/Psychotherapie des Universitätsklinikums Ulm.

M.Sc. Lina Hermeling, geb. 1990. Seit Juni 2018 wissenschaftliche Mitarbeiterin an der Klinik für Kinder- und Jugendpsychiatrie/Psychotherapie des Universitätsklinikums Ulm.

Oliver Berthold, geb. 1980. Seit 2016 Ärztlicher Leiter der Kinderschutzambulanz der DRK Kliniken Berlin | Westend. Seit 2017 zusätzlich tätig als Facharzt in der Klinik für Kinder- und Jugendpsychiatrie/Psychotherapie des Universitätsklinikums Ulm.

Prof. Dr. med. Jörg M. Fegert, geb. 1956. Seit 2001 Ärztlicher Direktor der Abteilung für Kinder- und Jugendpsychiatrie/Psychotherapie des Universitätsklinikums Ulm.

Prof. Dr. Ute Ziegenhain, geb. 1956. Seit 2006 Leiterin der Sektion Pädagogik, Jugendhilfe, Bindungsforschung und Entwicklungspsychopathologie am Universitätsklinikums Ulm.

Bibliografische Information der Deutschen Nationalbibliothek
Die Deutsche Nationalbibliothek verzeichnet diese Publikation in der Deutschen Nationalbibliografie; detaillierte bibliografische Daten sind im Internet über http://dnb.dnb.de abrufbar.

Hogrefe Verlag GmbH & Co. KG
Merkelstraße 3
37085 Göttingen
Deutschland
Tel. +49 551 999 50 0
Fax +49 551 999 50 111
info@hogrefe.de
www.hogrefe.de

Satz: ARThür Grafik-Design & Kunst, Weimar
Druck: mediaprint solutions GmbH, Paderborn
Printed in Germany
Auf säurefreiem Papier gedruckt

1. Auflage 2020

(E-Book-ISBN [PDF] 978-3-8409-2668-6; E-Book-ISBN [EPUB] 978-3-8444-2668-7)
ISBN 978-3-8017-2668-3
http://doi.org/10.1026/02668-000

Einleitung

Misshandlung und Vernachlässigung sind Formen von Gewalt gegen Kinder. Sie verursachen erhebliches Leid bei den betroffenen Kindern und sind häufig mit beträchtlichen und nachhaltigen negativen Entwicklungskonsequenzen für sie verbunden. Dabei lässt sich ableiten, dass das Risiko von Entwicklungsstörungen und psychischen Störungen ebenso wie von gesundheitlichen Belastungen in empirischem Zusammenhang mit der Häufigkeit und der Dauer von Misshandlungen steht, die Menschen in ihrer Kindheit und Jugend erleben. Tatsächlich sind Misshandlungs- und Vernachlässigungserfahrungen in der Kindheit mit den höchsten Risiken verbunden, später psychische Störungen oder gesundheitliche Beeinträchtigungen zu entwickeln (vgl. Goldbeck, 2018).

Weithin üblich werden vier Formen von Misshandlung unterschieden: Körperliche Misshandlung, psychologische bzw. emotionale Misshandlung, Vernachlässigung und sexueller Missbrauch (U.S. Department of Health & Human Services, 2008). Mit Ausnahme der Misshandlungsform des sexuellen Missbrauchs, für den ein eigener Band in der Reihe „Leitfaden Kinder- und Jugendpsychotherapie“ verfasst wurde (Goldbeck, Allroggen, Münzer, Rassenhofer & Fegert, 2017), werden alle Formen in diesem Band behandelt. Sie beziehen sich auf die Definitionen und Operationalisierungen, die eine Expertengruppe der amerikanischen Centers for Disease Control and Prevention (CDC) in einem umfangreichen Konsultationsprozess und unter Berücksichtigung des aktuellen wissenschaftlichen Diskurses erarbeitet hat (Leeb, Paulozzi, Melanson, Simon & Arias, 2008). Die Ergebnisse dieses Konsultationsprozesses markieren eine qualitative Weiterentwicklung auf dem Weg zu einer einheitlichen Definition der Formen von Misshandlung und Vernachlässigung bzw. einer „gemeinsamen Sprache“ als Grundlage zumindest für systematisches Risikoscreening und Diagnostik, und zwar in einem bei Fällen von Misshandlung und Vernachlässigung nahezu immer zwingend notwendigen interdisziplinären Kontext.

Als Herausforderung für die Praxis bleibt, dass die Grenzen zwischen Normalität, Belastung und Entwicklungsgefährdung beziehungsweise Misshandlung und Vernachlässigung fließend sind. Misshandlung und Vernachlässigung sind auf einem Kontinuum angesiedelt, das sich von einzelnen und vorübergehenden, leichteren Episoden bis hin zu chronischen und schwerwiegenden Gewalterfahrungen oder gravierender Vernachlässigung erstreckt, die oft tief in den Beziehungsalltag der betroffenen Kinder hineinreichen. Die Mehrzahl der Fälle von Kindesmisshandlung spielt sich im Graubereich zwischen noch ausreichender Fürsorge und nicht mehr ausreichender Fürsorge ab (Thyen, Meysen & Dörries, 2010). Wenige Fälle sind eindeutig. Sie treten am ehesten bei körperlicher Misshandlung auf, wenn sie differenzial- bzw. röntgendiagnostisch festgestellt und z. B. von unfallbedingten Stürzen abgegrenzt werden können. Typisches Beispiel ist etwa die Vorstellung eines Kleinkindes in der Notfallambulanz der Kinderklinik, meist in den frühen Morgenstunden wegen eines vorgeblichen Sturzes (Bett, Wickeltisch). Das Unterlassen einer Handlung, wie bei Vernachlässigung, ist deutlich schwieriger einzuschätzen als eine aktive Handlung, psychische Folgeschäden bei emotionaler Misshandlung sind oft nicht unmittelbar ersichtlich. Diese Formen von Gewalt sind aber die häufigsten (Witt, Brown, Plener, Brähler & Fegert, 2017).

Misshandlung und Vernachlässigung finden weitgehend im häuslichen Umfeld und durch die Eltern[1] bzw. durch nahe Familienmitglieder statt. Dies betrifft insbesondere Kinder zwischen 0 und 14 Jahren (Pinheiro, 2006). Insofern lassen sie sich auch als interpersonelle oder beziehungsbezogene Gewalt beschreiben. Dabei wird nicht selten übersehen, dass beziehungsbezogene Gewalt gegen Kinder neben direkter körperlicher oder psychischer Gewaltausübung auch indirekte Gewalt umfasst, nämlich dann, wenn sie Zeuge von Partnerschaftsgewalt werden (Ziegenhain, Künster & Besier, 2016; UNICEF, 2014). Miterleben von Partnerschaftsgewalt wird zunehmend als eine Form emotionaler Misshandlung erkannt, mit vermutlich ebenso langfristigen psychischen Entwicklungsrisiken wie bei direkt erlebter körperlicher Gewalt (Kindler, 2002). Insgesamt erleben Kinder und Jugendliche mehr Gewalt als andere Gruppen in der Gesellschaft (Finkelhor, 2007).

Bei beziehungsbezogener Gewalt geht es immer auch um die Verletzung eines tiefgreifenden Vertrauensverhältnisses zwischen Kindern und ihren engen Beziehungspersonen bzw. um die Verletzung von Verantwortungsprinzipien bei den Eltern (Ziegenhain & Fegert, 2018). Letztlich lassen sich Misshandlung und Vernachlässigung als „destruktive Entgleisung“ einer Eltern-Kind-Beziehung beschreiben. Eine solche beziehungsbezogene Sichtweise knüpft insbesondere an die ethologische Bindungstheorie an. Danach sind Kinder fundamental auf emotionale Zuwendung und Fürsorge sowie auf Schutz und (emotionale) Sicherheit angewiesen. Diese Angewiesenheit ist biologisch disponiert und tief in der Evolution verankert. Vermutlich lässt sich daraus die starke Disposition von Säuglingen ableiten, sich an nahestehende Bezugspersonen zu binden, und zwar auch an diejenigen Bezugspersonen, die sie vernachlässigen oder misshandeln. Bindung lässt sich als psychobiologischer Mechanismus beschreiben, über den Emotionen und Stress in engen Beziehungen reguliert werden. Im Falle von Misshandlung und Vernachlässigung versagen Eltern in ihrer biologisch angelegten Aufgabe, ihr Kind regulativ zu unterstützen, ihm emotionale Sicherheit zu geben und es zu schützen. Vielmehr sind sie es, die ihr Kind schlimmstenfalls bedrohen. Die betroffenen Kinder befinden sich damit in einer emotional ausweglosen Beziehungssituation mit ihren Eltern: Sie leiden unter deren dysfunktionalem, gewalttätigem oder vernachlässigendem Verhalten und sind dennoch emotional an sie gebunden (Ziegenhain, 2014; Witt, Brown, Plener, Brähler & Fegert, 2017).

Misshandlung und Vernachlässigung sind immer auch verbunden mit der Frage nach einer Kindeswohlgefährdung. Kindeswohlgefährdung ist ein unbestimmter Rechtsbegriff, der den Rahmen für das Eingreifen des Staates in die Rechte der Eltern umreißt. Hierbei gilt es zwischen der jeweils sozialpädagogischen bzw. psychotherapeutischen Einschätzung, welche Förderung und Unterstützung ein Kind ggf. benötigt, und der bei einer Kindeswohlgefährdung notwendigen Bestimmung der sogenannten „Erheblichkeitsschwelle“ zu unterscheiden. Letztere Einschätzung hat Auswirkungen darauf, inwieweit in Fällen, in

1 Anerkennend, dass es viele Konstellationen gibt, in denen nicht beide leiblichen Eltern das Sorgerecht für ein Kind innehaben, ist im Folgenden aus Gründen der Verständlichkeit immer von „die Eltern“ die Rede, wenn der oder die Inhaber der elterlichen Sorge gemeint sind. Ebenfalls wird in diesem Band aus Gründen der Lesbarkeit die männliche Form verwendet. Nichtsdestoweniger beziehen sich die Angaben auf Angehörige aller Geschlechter.

denen Eltern nicht bereit sind, Unterstützung anzunehmen, dennoch gegen deren Willen Hilfen gewährt werden können. Unter diesen ist die Inobhutnahme die invasivste Option im Kontext von intensiveren sogenannten Hilfen zur Erziehung und im Kinderschutz. Inobhutnahmen sind zeitlich begrenzte Kriseninterventionen zum Schutz von Kindern meist in der Folge von vorhergehender Misshandlung und/oder Vernachlässigung. Sie dienen, neben ihrer Schutzfunktion, auch der Klärung der familiären Situation und der Gefährdungslage für das Kind. Diese kann ggf. auch zu einer längerfristigen oder dauernden Unterbringung des Kindes in einer Pflegefamilie oder im Heim führen. In der Regel aber ist der Königsweg, Eltern zu einer Kooperation zu bewegen. Meist gelingt es selbst in schwierigen Situationen, wie im Kontext von Misshandlung und Vernachlässigung, im persönlichen Gespräch mit Eltern ihre Zustimmung für weitergehende Hilfen zu erwirken und ggf. mit ihnen einen Kontakt zum Jugendamt herzustellen.

Bei einer psychotherapeutischen Begleitung von misshandelten oder vernachlässigten Kindern und Jugendlichen ist interdisziplinäre Kooperation mit anderen professionellen Akteuren im Hilfesystem, insbesondere aber dem Jugendamt, zwingend. Angesichts der chronischen und vielfältigen psychosozialen und meist auch biografisch bedingten Risikokonstellationen, denen Familien mit Misshandlungs- und Vernachlässigungsrisiko ausgesetzt sind, geht es gewöhnlich auch um längere Unterstützung und therapeutische Begleitung. Insofern müssen interdisziplinäre Kooperationen auch über längere Zeiträume hinweg verlässlich gestaltet werden. Mit dem Auf- und Ausbau der Frühen Hilfen in den vergangenen Jahren sind lokale Netzwerkstrukturen entstanden, die auch jenseits des Frühbereichs für die interdisziplinäre Zusammenarbeit professioneller Akteure im Kinderschutz genutzt werden können. Das Bundeskinderschutzgesetz und die Bundesstiftung Frühe Hilfen sichern die nachhaltige Finanzierung dieser Strukturen. Hinzu kommt, dass mit dem Bundeskinderschutzgesetz nun auch für sogenannte Berufsgeheimnisträger im Gesundheitssystem ein Rechtsanspruch auf Beratung durch sogenannte insoweit erfahrene Fachkräfte besteht. Die nicht selten belastende und nicht immer zufriedenstellende Abklärung in jedem Einzelfall wird damit nicht zwangsläufig leichter, kann aber günstigenfalls im Rahmen interdisziplinärer Zusammenarbeit im Netzwerk fachlich besser abgesichert werden.

Mit der im Februar 2019 veröffentlichten S3-Leitlinie zum Kinderschutz sollen zudem interdisziplinäre Diagnostik bei Verdacht auf Misshandlung standardisiert sowie Handlungsempfehlungen zur Verfügung gestellt werden. Sie wurde von mehreren Fachgesellschaften aus Medizin und Kinder- und Jugendhilfe erstellt und von der Deutschen Gesellschaft für Kinderschutz in der Medizin koordiniert sowie vom Bundesministerium für Gesundheit (BMG) gefördert (www.kinderschutzleitlinie.de). Dies ist ein Fortschritt gegenüber längst veralteten vorhergehenden Leitlinien.

Der vorliegende Leitfaden Misshandlung und Vernachlässigung ist folgendermaßen aufgebaut:

1 *Stand der Forschung* mit ausführlichen Definitionen und Abgrenzungen, Auftretenshäufigkeiten und einer Diskussion von Risiko- und Schutzfaktoren sowie einer Zusammenfassung der lebenslangen Auswirkungen von Misshandlung und Vernachlässigung auch transgenerational.

2 *Leitlinien* mit rechtlichen Rahmenbedingungen, eingeschlossen Empfehlungen für interdisziplinäre Kooperation und Vernetzung vor Ort, und zwar im präventiven Bereich als auch bei (potenzieller) Kindeswohlgefährdung (z. B. Rechtsanspruch auf Beratung, Gefährdungseinschätzung, Hinweise zur Dokumentation, etc.). Die Leitlinien enthalten zudem Empfehlungen für Diagnostik, Beratung, Gesprächsführung und Psychoedukation, Partizipation von Kindern und Eltern sowie Empfehlungen zum Umgang mit emotional belastenden Fällen (Selbstfürsorge).

3 *Verfahren zur Diagnostik und Therapie* im Zusammenhang mit Misshandlung und Vernachlässigung für Prävention, Diagnostik und Therapie.

4 *Zusammenstellung von Materialien,* welche die klinische Arbeit mit von Misshandlung und Vernachlässigung betroffenen Kindern und Jugendlichen unterstützen können.

5 *Fallbeispiele*, welche die Umsetzung der Leitlinien illustrieren und dabei gleichermaßen klinisches Vorgehen gemäß einer „guten Praxis“ als auch Prinzipien der interdisziplinären Kooperation verdeutlichen.

Dieser Band wird durch einen kompakten Ratgeber für Eltern, Lehrer und Erzieher (Rassenhofer, Hoffmann, Hermeling, Berthold, Fegert & Ziegenhain, in Vorb.) ergänzt. Der Ratgeber informiert über Erscheinungsformen von Misshandlung und Vernachlässigung sowie über Präventions- und Hilfemöglichkeiten.

Ulm, Sommer 2019

Miriam Rassenhofer, Ulrike Hoffmann, Lina Hermeling,
Oliver Berthold, Jörg M. Fegert und Ute Ziegenhain

Inhaltsverzeichnis

Anhang

1 Stand der Forschung

1.1 Grundbegriffe und Definitionen

In der epidemiologischen Forschung zu Kindheitstraumata gibt es das Konzept der sogenannten Adverse Childhood Experiences (ACE) (deutsch: belastende Kindheitserfahrungen). Diese umfassen zehn Aspekte:

- körperliche Misshandlung,
- emotionale Misshandlung,
- physische Vernachlässigung,
- emotionale Vernachlässigung,
- sexueller Missbrauch,
- häusliche Gewalt,
- Drogenmissbrauch in der Familie,
- psychische Erkrankung in der Familie,
- Trennung oder Scheidung der Eltern,
- Gefängnisaufenthalt eines Familienmitgliedes.

Definiert wurden sie im Rahmen einer Langzeitstudie zu gesundheitlichen und sozialen Folgen solcher Ereignisse (Felitti et al., 1998, 2007). Hierbei sind die ersten fünf angeführten diejenigen, die im Kontext der Beschäftigung mit Kindesmisshandlung meist thematisiert werden.

Sowohl national als auch international keine einheitliche Definition von Kindesmisshandlung

Sowohl national als auch international gibt es keine einheitliche Definition von Kindesmisshandlung und ihren Erscheinungsformen, die von den verschiedenen mit Kinderschutz befassten Disziplinen in Forschung und Praxis gleichermaßen anerkannt und akzeptiert ist (vgl. z. B. Herrenkohl, 2005).

Fehlen gemeinsamer Definitionen ist zentrale Problematik bei der Erforschung von Hilfeverläufen

Dieses Fehlen gemeinsamer Definitionen ist, wie eine Expertise für den Unabhängigen Beauftragten für Fragen des sexuellen Kindesmissbrauchs (Jud et al., 2016) zeigte, eine zentrale Problematik bei der Erforschung und Verbesserung von Hilfeverläufen im vernetzten Kinderschutz.

Ein Problem bei der Formulierung einheitlicher Definitionen besteht darin, dass es Uneinigkeit in Bezug auf die Frage gibt, inwiefern Häufigkeit und Regelmäßigkeit von Handlungen bei der Bestimmung der Schwelle zur Misshandlung berücksichtigt werden müssen (vgl. English et al., 2005). Ist beispielweise eine einmalige Ohrfeige bereits als Kindesmisshandlung zu werten, oder muss eine gewisse Regelmäßigkeit oder Wiederholung solcher Handlungen gegeben sein, um von Kindesmisshandlung zu sprechen?

Empfehlungen der amerikanischen Centers for Disease Control and Prevention

Einen großen Schritt hin zur Bewältigung der angesprochenen Schwierigkeiten einer Misshandlungsdefinition stellen die in einem umfangreichen Konsultationsprozess entstandenen Empfehlungen der amerikanischen Centers for Disease Control and Prevention dar (vgl. Leeb et al., 2008).

Hier wurde erstmals ein Konsens bezüglich operationalisierbarer Definitionen erreicht, der von verschiedenen Fachdisziplinen für statistische Erhebungen verwendet wird.

Definitionen der unterschiedlichen Formen von Kindesmisshandlung nach Leeb et al. (2008, S. 11–16; Übersetzung durch Ziegenhain et al., 2016)

- *Kindesmisshandlung:* Einzelne oder mehrere Handlungen oder Unterlassungen durch Eltern oder andere Bezugspersonen, die zu einer physischen oder psychischen Schädigung des Kindes führen, das Potenzial einer Schädigung besitzen oder die Androhung einer Schädigung enthalten.
- *Körperliche Misshandlung:* Die gezielte Anwendung von körperlicher Gewalt gegen das Kind, welche zu körperlichen Verletzungen führt oder das Potenzial dazu hat.
- *Sexueller Missbrauch:* Jede durchgeführte oder versuchte sexuelle Handlung mit oder ohne direktem sexuellen Kontakt an/mit einem Kind.
- *Emotionale Misshandlung:* Jedes absichtsvolle Elternverhalten, welches dem Kind vermittelt, wertlos, fehlerbehaftet, ungeliebt, ungewollt oder unnütz zu sein und damit dem Kind potenziell psychologischen oder emotionalen Schaden zufügt.
- *Vernachlässigung:* Die mangelnde Erfüllung der grundlegenden körperlichen, emotionalen, medizinischen oder bildungsbezogenen Bedürfnisse des Kindes durch die Bezugsperson und/oder die mangelnde Gewährleistung der kindlichen Sicherheit durch unzureichende Beaufsichtigung oder die fehlende Herausnahme aus einer gewalttätigen Umgebung.

Für die Definition der Misshandlung werden als Verursacher der Misshandlung Eltern und Bezugspersonen genannt. Diese Zuordnung wurde getroffen, da bei Gewalt durch Fremde oder Gleichaltrige andere Risikofaktoren und Folgen vorliegen und andere Konsequenzen gezogen werden müssen.

Die genannten Definitionen berücksichtigen sowohl Handlungen (Misshandlung, sexueller Missbrauch) als auch Unterlassungen (Vernachlässigung; für eine Übersicht vgl. Abbildung 1).

In Deutschland nach § 1631 Abs. 2 BGB Recht auf gewaltfreie Erziehung

In Deutschland Abnahme der Akzeptanz und Häufigkeit erfahrener Körperstrafen

Neben gemeinsamen Definitionen der Misshandlungsformen im deutschsprachigen Raum fehlen auch Standards dazu, wo die Schwelle zur Misshandlung liegt und was noch als akzeptable elterliche Erziehungspraxis angesehen werden kann, zumal sich diese Schwelle in Abhängigkeit von historischen und kulturellen Rahmenbedingungen auch ändert (vgl. Jud, 2011). So wurde in Deutschland im Jahr 2000 mit § 1631 Abs. 2 BGB das Recht auf gewaltfreie Erziehung gesetzlich verankert. Dort heißt es: „Kinder haben ein Recht auf gewaltfreie Erziehung. Körperliche Bestrafungen, seelische Verletzungen und andere entwürdigende Maßnahmen sind unzulässig.“ Die Einstellung zur Anwendung von Körperstrafen hat sich seither deutlich gewandelt. Ergebnisse einer Untersuchung (Plener, Rodens & Fegert, 2016) zeigen, dass sowohl die Häufigkeit erfahrener körperlicher und nicht körperlicher Strafen als auch die Akzeptanz von Körperstrafen im

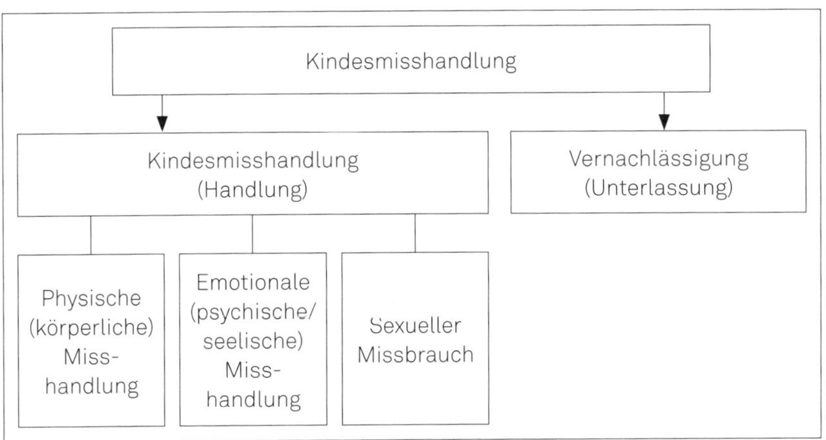

Abbildung 1: Formen der Kindesmisshandlung nach Leeb et al. (2008)

Zeitverlauf deutlich abgenommen hat. Es darf jedoch bei den insgesamt positiven Ergebnissen nicht übersehen werden, dass immer noch über 40 % der Befragten einen „Klaps auf den Po" und 17 % eine „leichte Ohrfeige" für ein akzeptables Mittel zur Erziehung hielten.

Kindeswohl und Kindeswohlgefährdung

Vom Begriff der Kindesmisshandlung inhaltlich abzugrenzen, sind die Begriffe Kindeswohl und Kindeswohlgefährdung.

Merke

Als *Kindeswohl* wird ein Rechtsgut aus dem deutschen Familienrecht bezeichnet. Kindeswohl umfasst das Wohlergehen eines Kindes und seine gesunde Entwicklung.

Eine *Kindeswohlgefährdung* wird von der Rechtsprechung definiert als: „Eine gegenwärtige, in einem solchen Maße vorhandene Gefahr, dass sich bei der weiteren Entwicklung eine erhebliche Schädigung mit ziemlicher Sicherheit voraussagen lässt" (BVerfG FamRZ 2015, 112; vgl. auch Kapitel 2.1).

Während die Kindeswohlgefährdung also eine auf die Zukunft gerichtete Prognosefrage meint, sind vom Begriff der Kindesmisshandlung konkrete Handlungen oder Unterlassungen (Vernachlässigung) umfasst (siehe dazu ausführlich das Kapitel 2.1.2 und das Kapitel 2.1.4).

Unterschiedliche Bezugsgrößen der mit Kinderschutz befassten Systeme

Zu bedenken ist außerdem, dass die verschiedenen, mit dem Thema Kinderschutz befassten Systeme verschiedene Bezugsgrößen verwenden. Während die Kindeswohlgefährdung eine rechtliche Definition ist, ist die psychische Bezugsgröße die Belastung – es kann sein, dass die Erheblichkeitsschwelle, um eine Handlung als Kindeswohlgefährdung zu definieren nicht überschritten wurde, aber trotzdem eine Belastung des Kindes/Jugendlichen durch die Handlung vorliegt.

1.2 Prävalenz von Misshandlung und Vernachlässigung

Polizeiliche Kriminalstatistik bildet nur das Hellfeld von Kindesmisshandlung ab

Kinder und Jugendliche sind in Deutschland relativ häufig von Gewalt betroffen. In der polizeilichen Kriminalstatistik (PKS) wurden im Jahr 2017 4.606 Fälle zum § 225 StGB (Misshandlung von Schutzbefohlenen) erfasst, die Fälle betrafen mit 52,7 % etwas mehr Jungen als Mädchen (47,3 %)[2]. Die angegebene Zahl hat jedoch mit der realen Häufigkeit von Fällen von Kindesmisshandlung in Deutschland wenig zu tun, denn sie bildet nur das Hellfeld ab – es gibt in Deutschland keine Anzeigepflicht für Misshandlung und sexuellen Missbrauch.

Anzahl der Verfahren zur Einschätzung von Kindeswohlgefährdung steigt seit Jahren kontinuierlich

Real sind Fälle von Kindesmisshandlung also wesentlich häufiger. Einen Anhaltspunkt gibt die Anzahl der Verfahren zur Einschätzung einer Kindeswohlgefährdung (vgl. Abbildung 2). Diese ist in den letzten Jahren jedes Jahr angestiegen (2012 ca. 106.000 Verfahren; 2013 ca. 115.000 Verfahren, 2014 124.000 Verfahren; 2015 ca. 129.000 Verfahren, 2016 136.000 Verfahren, 2017 ca. 143.000 Verfahren). Die Einschätzungsergebnisse sind jedoch im zeitlichen Verlauf relativ konstant geblieben.

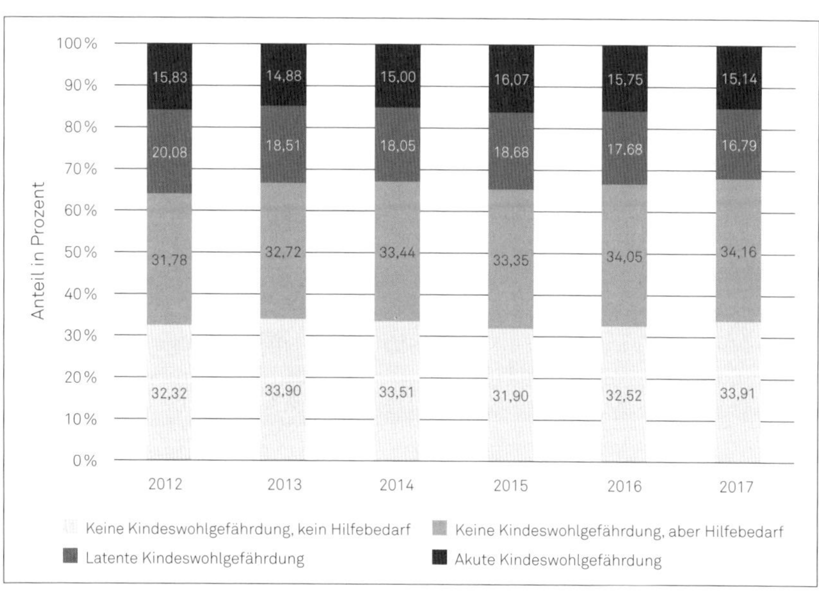

Abbildung 2: Ergebnisse der Einschätzung in Verfahren von Kindeswohlgefährdung in den Jahren 2012 bis 2017 (Statistisches Bundesamt)

Dies traf ebenso auf die festgestellten Formen der Misshandlung zu. Vernachlässigung war mit weitem Abstand die am häufigsten festgestellte Misshandlungsform, sexueller Missbrauch die seltenste (vgl. Abbildung 3).

2 Siehe: Bundeskriminalamt, 2018

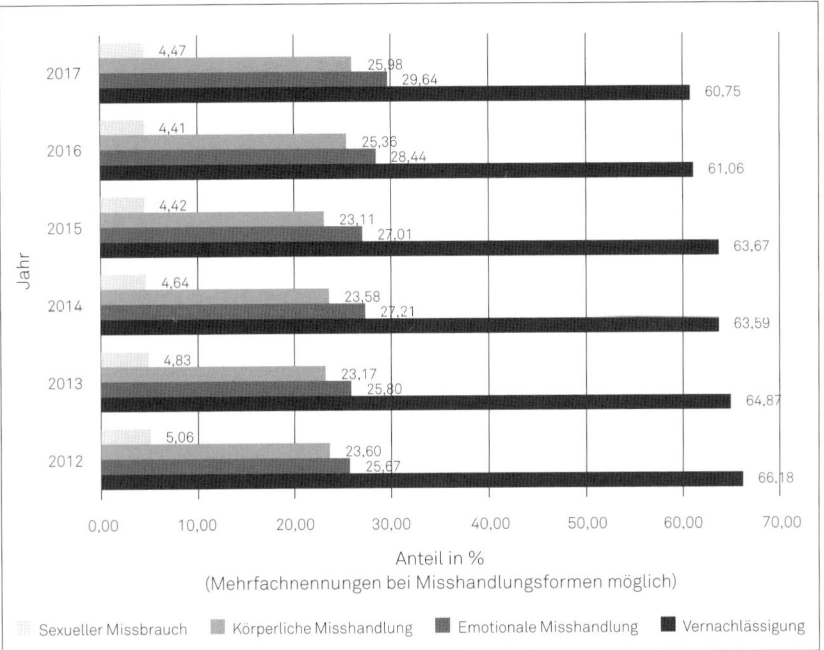

Abbildung 3: Anteile der Misshandlungsformen bei den Einschätzungsfällen von Kindeswohlgefährdung in den Jahren 2012 bis 2017 (Statistisches Bundesamt, Mehrfachangabe möglich)

Betrachtet man die festgestellten Misshandlungsformen in Bezug auf die Geschlechterverteilung, so zeigt sich, dass bei Jungen Vernachlässigung etwas häufiger vorkam als bei Mädchen (61,5 versus 57,7 %). Bei sexuellem Missbrauch war das Geschlechterverhältnis umgekehrt und deutlich ausgeprägt (Mädchen 7,9 %; Jungen 3,4 %). Bei körperlicher und emotionaler Misshandlung sowie in Bezug auf die Anzahl der Verfahren insgesamt war die Geschlechterverteilung etwa 50 : 50. (Alle Ergebnisse in Bezug auf Verfahren zur Einschätzung einer Kindeswohlgefährdung im Jahr 2017, bei denen akute Kindeswohlgefährdung festgestellt wurde.)

Emotionale Misshandlung und Vernachlässigung deutlich weniger in Studien untersucht als körperliche Misshandlung und sexueller Missbrauch

Bei der Einordnung der Ergebnisse epidemiologischer Studien zu Kindesmisshandlung müssen zwei Aspekte bedacht werden. Zum Ersten berücksichtigen die Studien zur Epidemiologie die verschiedenen Misshandlungsformen in unterschiedlichem Maße. Zu körperlicher und sexueller Gewalt an Kindern und Jugendlichen gibt es international viele Studien (vgl. z. B. Jud et al., 2016; Stoltenborgh et al., 2013a, 2013b; Stoltenborgh et al., 2011). Die Misshandlungsformen emotionale Misshandlung und Vernachlässigung sind deutlich weniger untersucht. Dies hat seine Ursache unter anderem in der besonderen Schwierigkeit der Definition (vgl. z. B. Stoltenborgh et al., 2012; Stoltenborgh et al., 2013a, 2013b). Auch Studien zur Versorgung von Kindern nach Misshandlung und Vernachlässigung gibt es noch nicht in ausreichender Zahl. Die besondere Schwierigkeit liegt darin, dass in Fällen von Kindeswohlgefährdung viele Akteure involviert sind und sich deshalb die Erhebungssituation komplex darstellt. Außerdem bestehen in den unterschiedlichen Systemen keine einheitlichen Erhebungs- und Dokumentationsschemata, was den Vergleich von Daten erschwert.

Viele Studien sind retrospektiv und deshalb eingeschränkt in ihrer Validität

Zum Zweiten ist zu bedenken, dass viele der bisherigen Studien retrospektive Befragungen von Erwachsenen zu Ereignissen in ihrer Kindheit und Jugend sind (vgl. z. B. Stoltenborgh et al., 2015; Stoltenborgh et al., 2011). Zwar können auch aus diesen Prävalenzen geschätzt werden, sofern die Studien bevölkerungsrepräsentativ sind, jedoch kann die Validität der Daten reduziert sein, da die Angaben in Befragungen zu zurückliegenden belastenden Ereignissen durch Erinnerungsfehler, Vermeidungsverhalten und Verdrängungsprozesse sowie Scham und Angst beeinflusst sind (vgl. z. B. Hardt & Rutter, 2004). Zudem bilden die Ergebnisse der Studien vergangene Situationen ab. Viele Experten fordern deshalb die direkte Befragung von Kindern und Jugendlichen (vgl. z. B. Jud et al., 2016).

Für Deutschland wurde in einer aktuellen Studie (Witt et al., 2017) eine bevölkerungsrepräsentative Stichprobe (N = 2.510) im Alter zwischen 14

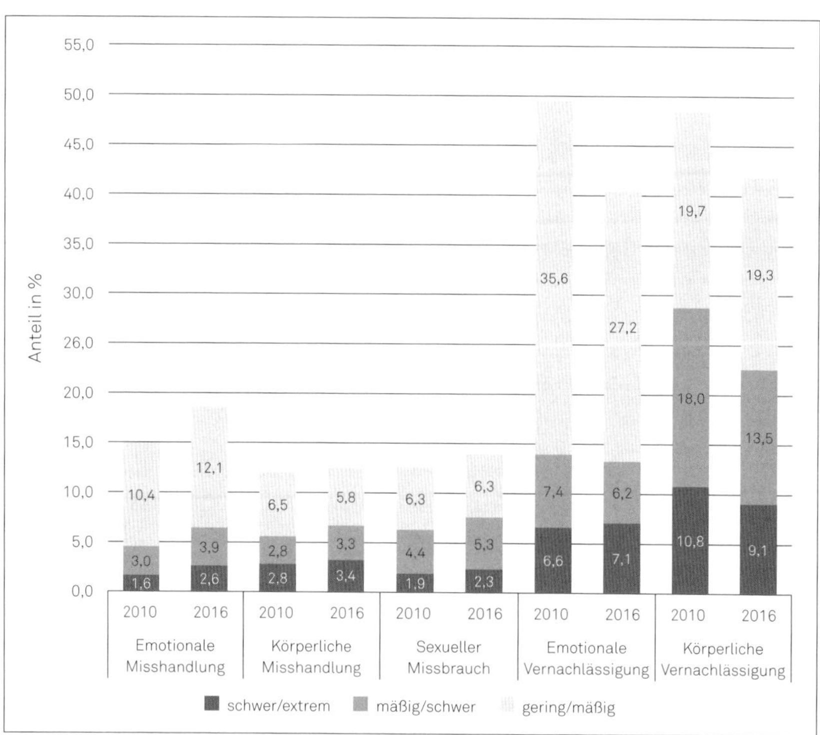

Abbildung 4: Häufigkeit der Formen von Kindesmisshandlung nach Witt et al. (2017)

und 94 Jahren (53,3 % weiblich, 46,7 % männlich) mit dem Childhood Trauma Questionnaire (CTQ) untersucht. Der CTQ ist das international am häufigsten eingesetzte Instrument zur Erfassung traumatischer Kindheitserfahrungen. Die Gesamtergebnisse der Studie zeigt die Abbildung 4.

Sichtbar ist, dass es vor allem bei den schweren Formen keinen Rückgang der Prävalenzen im Vergleich zu einer Untersuchung mit dem gleichen Instrument aus dem Jahr 2010 gab. Insgesamt gaben 31 % der Befragten an, mindestens eine Form von Misshandlung erlebt zu haben. Es zeigte sich außerdem, dass Befragte mit Misshandlungserfahrungen im Vergleich häufiger arbeitslos waren und eine schlechtere Schulbildung hatten. Frauen berichteten häufiger von sexuellem Missbrauch und emotionaler Misshandlung als Männer.

In Deutschland vor allem bei schweren Formen kein Rückgang der Prävalenzen im zeitlichen Verlauf

Das häufigere Auftreten von sexuellem Missbrauch bei Mädchen zeigte sich auch bei Schätzungen aus kombinierten Metaanalysen epidemiologischer Studien für Europa und weltweit (Sethi et al., 2013). Bei den anderen Misshandlungsformen gab es keine Geschlechterunterschiede. Für Vernachlässigung wurde zudem nur die weltweite geschlechterübergreifende Prävalenz erfasst, da es hier kaum Studien gibt. Die Autoren der Studie fordern aufgrund der noch mangelhaften Datenlage vermehrt standardisierte europäische Studien, besonders zum Thema emotionaler Misshandlung sowie emotionaler Vernachlässigung. Die Ergebnisse aus dieser Studie zeigt Tabelle 1.

Geschlechterunterschiede bei Vorkommen der Misshandlungsformen nur bei sexuellem Missbrauch

Tabelle 1: Häufigkeit verschiedener Misshandlungsformen nach European report on preventing child maltreatment (Sethi et al., 2013)

Misshandlungsform	Europa	Weltweit
Sexueller Missbrauch	Mädchen: 13,4 %	Mädchen: 18 %
	Jungen: 5,7 %	Jungen: 7,6 %
Körperliche Misshandlung	22,9 %	22,6 %
Emotionale Misshandlung	29,1 %	36,3 %
Körperliche Vernachlässigung	Keine Prävalenzangabe	16,3 %
Emotionale Vernachlässigung	Keine Prävalenzangabe	18,4 %

In der Studie von Witt et al. (2017) berichteten 14 % der Befragten mehr als eine Form von Misshandlung. Dieser Zusammenhang des gemeinsamen Auftretens von verschiedenen Misshandlungsformen wird sowohl durch andere deutsche als auch durch internationale Studien bestätigt (vgl. Häuser et al., 2011; Finkelhor, 2008; Finkelhor, Ormrod, Turner & Holt, 2009). Multiple Viktimisierungserfahrungen sind also relativ häufig (vgl. Butchart et al., 2006).

Multiple Viktimisierung relativ häufig

Neben selbst erlebter Gewalt ist auch die Betroffenheit von Kindern bei häuslicher Gewalt, zum Beispiel im Rahmen von Partnerschaftskonflikten, zu beachten. In der polizeilichen Kriminalstatistik wurden im Jahr 2016 etwas über 133.000 Personen erfasst, die Opfer von Partnerschaftsgewalt wurden, davon waren knapp 109.000 Frauen. Es ist davon auszugehen, dass ein Großteil der Betroffenen Kinder hat, die die Übergriffe miterleben.

Es gibt einen Mangel an Versorgungsstudien

Wie bereits beschrieben, gibt es in Bezug auf Versorgungsstudien starke Defizite. Nur einige wenige einkommensstarke Staaten wie Australien, die Niederlande, Neuseeland, Saudi Arabien, Südkorea oder die Vereinigten Staaten verfügen über nationale administrative Datensätze in der Kinder- und Jugendhilfe oder im Gesundheitssektor, die erfassen, wie häufig misshandelte Kinder und Jugendliche Schutz und Hilfen erhalten (Überblick in Krüger & Jud, 2015). Die Datenerfassung zu Kindesmisshandlung in Krankenhäusern hat sich dabei als besonders valide und robust erwiesen (vgl. McKenzie et al., 2011). In Deutschland gab es hierzu lange keine Datenerfassung. Ursache war vor allem die sozialrechtliche Rückforderungspflicht nach § 294a SGB V, die Personal und Einrichtungen im Gesundheitssystem verpflichtete, den Krankenkassen Angaben über Ursachen und mögliche Verursacher medizinischer Probleme mitzuteilen. Hierdurch wurden fast regelhaft Strafanzeigen gegen Unbekannt durch die Krankenkassen zur Ermittlung des Schadensverursachers ausgelöst. Die für viele Betroffene völlig überraschenden Ermittlungen hatten bei diesen immer wieder zu massiven Beeinträchtigungen geführt. Erst nach intensiver Intervention der Arbeitsgruppe „Gesundheit" im Beirat des Unabhängigen Beauftragen für Fragen des sexuellen Kindesmissbrauchs (UBSKM) und nach entsprechenden Empfehlungen im Zukunftsdialog der Bundeskanzlerin gelang es, den § 294a Abs. 1 Satz 2 SGB V durch folgenden Satz zu ersetzen: „Bei Hinweisen auf drittverursachte Gesundheitsschäden, die Folge einer Misshandlung, eines sexuellen Missbrauchs oder einer Vernachlässigung von Kindern und Jugendlichen sein können, besteht keine Mitteilungspflicht nach Satz 1."

Datenerfassung in Krankenhäusern besonders valide und robust

Kodierung im klinischen Bereich jetzt möglich

Seit 2013 ist nach Änderung der Kodieranweisung durch das Deutsche Institut für Medizinische Dokumentation und Information (DIMDI) in den deutschen Krankenhausdokumentationssystemen der ICD-10 GM die Kodierung T.74 „Missbrauch von Personen" möglich, und es wurde zeitgleich eine entsprechende Abrechnungsziffer als OPS-Kode (OPS = Operationen und Prozeduren Schlüssel) für die interdisziplinäre Abklärung von Kinderschutzfällen und Fragen der Kindergesundheit eingeführt. Diese OPS 1-945 „Diagnostik bei Verdacht auf Gefährdung von Kindeswohl und Kindergesundheit" kann aber erst seit dem Jahr 2018 endlich in Budgetverhandlungen einbezogen werden, vorher war diese nicht erlöswirksam. Bevor aus Kliniken in Deutschland valide Daten zur Häufigkeit von Kindesmisshandlung kommen können, wird also noch einige Zeit vergehen.

Neben administrativen Datensätzen geben einzelne, in regelmäßigen Abständen wiederholte Studien in hoher forschungsmethodischer Qualität auf nationaler Ebene einiger Länder Auskunft über Schutz und Hilfen für Misshandlungsbetroffene. Sie erfassen die Daten zu Kindesmisshandlung in Versorgungssystemen über eine Befragung der fallzuständigen Fachkräfte und können im Vergleich zu administrativen Datensätzen meist mit einheitlicheren Definitionen operieren (im Überblick Jud et al., 2013; Krüger & Jud, 2015). Die Ergebnisse dieser Datensätze zeigten folgende Ergebnisse:

- Vernachlässigung war die häufigste Form der Misshandlung (USA 2004: etwa zwei Drittel der Fälle), sexueller Missbrauch die seltenste Form (Kanada 2003: 3 %) (vgl. Trocmé, 2008).
- Mädchen waren deutlich häufiger von sexueller Gewalt betroffen (Jud et al., 2016) und beide Geschlechter in vergleichbarem Umfang von Vernachlässigung, psychischer und körperlicher Gewalt.
- Bei Leistungen und Platzierungen im Kinderschutzsystem zeigte sich ein höherer Anteil an Jungen (vgl. z. B. Leslie et al., 2000), was u. a. darauf zurückgeführt wurde, dass die von Jungen gezeigten Verhaltensauffälligkeiten eher Anlass für eine Intervention sind.
- Eine Längsschnittstudie aus den USA zeigte Hinweise auf einen Rückgang bei körperlicher Misshandlung und sexuellem Missbrauch, aber gleichbleibend hohe Raten bei Vernachlässigung (Finkelhor & Jones, 2006, 2012). Wahrscheinlich handelte es sich um einen echten Rückgang aufgrund verbesserter Prävention und Intervention.

1.3 Risiko- und Schutzfaktoren

1.3.1 Risikofaktoren

Risikofaktoren bezeichnen Merkmale von Personen, Geschehnissen oder Umständen, die ein überdurchschnittlich häufiges Auftreten bestimmter Erkrankungen, ungünstiger Verläufe oder negativ bewerteter Verhaltensweisen bzw. Erfahrungen vorhersagen. Im Kontext des Kinderschutzes untersuchen Risikofaktoren drei Konstellationen:

- Risikofaktoren für das *erstmalige Auftreten* von Vernachlässigung/Misshandlung,
- Risikofaktoren für das *erneute Auftreten* von Gefährdung für Vernachlässigung/Misshandlung,
- Risikofaktoren für ungünstige *Entwicklungsverläufe.*

Im Fokus sind neben Vernachlässigung und Misshandlung auch kindliche Entwicklungsstörungen und Erziehungsprobleme (Kindler, 2009).

Unterschiedliche Möglichkeiten der Einteilung bei Risikofaktoren

Es gibt für Risikofaktoren unterschiedliche Möglichkeiten der Einteilung: So kann z. B. zwischen *statischen und dynamischen Risikofaktoren* unterschieden werden. Statische Risikofaktoren sind unveränderlich, dynamische veränderlich. Dynamische Risikofaktoren werden auch als variable Risikofaktoren bezeichnet:

Einteilung in statische und dynamische Risikofaktoren

- Beispiel statischer Risikofaktor: Mutter des Kindes hat in der eigenen Kindheit Misshandlung erlebt.
- Beispiel dynamischer Risikofaktor: Mutter des Kindes konsumiert Drogen.

Bei der Einschätzung mittels der Faktoren ist zu beachten, dass für eine Risikoeinschätzung beide Arten von Faktoren herangezogen werden müssen. Wenn es jedoch um die Wirksamkeit einer Unterstützungsmaßnahme geht, kann allein über dynamische Risikofaktoren eine Aussage abgeleitet werden, da nur diese veränderlich sind.

Einteilung in distale und proximale Risikofaktoren

Eine andere Einteilungsmöglichkeit ist die zwischen *distalen und proximalen Risikofaktoren*. Die proximalen Risikofaktoren betreffen Gedanken, Erlebensweisen und Fähigkeiten der Bezugspersonen sowie ihre Interaktionen mit dem Kind. Sie wirken unmittelbar und haben deshalb eine hohe Aussagekraft, sind jedoch schwierig zu erheben, da hierfür die Interaktionen der Bezugspersonen mit dem Kind z.B. im Rahmen von Hausbesuchen, Klinikaufenthalten beobachtet werden müssen. Distale Risikofaktoren sind Hintergrundfaktoren, die nicht unmittelbar wirken, hierzu gehören z.B. schwierige Wohnverhältnisse oder geringes Alter der Eltern. Sie sind leichter zu erheben als die proximalen Risikofaktoren, jedoch auch weniger aussagekräftig.

Kausale Risikofaktoren

Bei vielen Risikofaktoren besteht kein sicherer Beweis, ob diese wirklich zu einer Gefährdung führen. Die Risikofaktoren, für die jedoch solche Belege vorliegen, werden als *kausale Risikofaktoren* bezeichnet (Kraemer et al., 1997). Für Kindesmisshandlung sind bislang nur wenige kausale Risikofaktoren bekannt. Diese wurden für die Planung Früher Hilfen (Kindler et al., 2008), jedoch noch nicht für die Hilfeplanung aufbereitet (Kindler, 2017).

Wirkung von Risikofaktoren

Um aufgrund von Risikofaktoren eine Einschätzung zum Grad einer Kindeswohlgefährdung machen zu können, wäre es notwendig, eine Angabe zur Vorhersagekraft des Risikofaktors zu haben (Mata et al., 2005). Solche Angaben stehen aber in der Regel nicht vollständig zur Verfügung. Generell sind Untersuchungen zu Risikofaktoren mit vielen Limitationen behaftet. Es besteht ein Ungleichgewicht in der Ausrichtung, so gibt es zum Beispiel wesentlich mehr Untersuchungen zu kind- und elternbezogenen als zu umweltbezogenen Risikofaktoren, und viele Studien zu elternbezogenen Risikofaktoren sind auf die Mutter fokussiert. Weiterhin stammen die meisten Untersuchungen aus dem US-amerikanischen Raum, was für die Generalisierbarkeit einiger Risikofaktoren ebenfalls eine Rolle spielen dürfte.

Dass trotzdem meist eine treffende Risikoeinschätzung möglich ist, liegt am Prinzip der Risikokumulation (Evans et al., 2013), nach der ein gemeinsames Auftreten einzelner Faktoren zu einem Anstieg des Gesamtrisikos führt. Deshalb stellten die meisten Risikoeinschätzungsverfahren relevante Risikofaktoren zusammen und nutzten dann die Summe der Faktoren für eine Einschätzung (Kindler et al., 2008; Johnson et al., 2015).

Prinzip der Risikokumulation

Eine Auflistung von Risikofaktoren für Misshandlung und Vernachlässigung zeigt Tabelle 2. Die Faktoren sind dabei in kindbezogene, elternbezogene und umweltbezogene Risikofaktoren eingeteilt. Eingeschlossen wurden alle Risikofaktoren, die in einer Literaturrecherche (1998 bis 2016) von Studien mit großer Stichprobengröße (n>330) oder Metaanalysen mindestens zweimal genannt wurden.

Kindbezogene, elternbezogene und umweltbezogene Risikofaktoren

Tabelle 2: Risikofaktoren für Misshandlung und Vernachlässigung[3] (Black, Smith Slep & Heyman, 2001; Brown, Cohen, Johnson, & Salzinger, 1998; Clément, Bérubé & Chamberland, 2016; Dubowitz et al., 2011; Forston, Klevens, Merrick, Gilbert & Alexander, 2016; Freisthler, Merrit & LaScala, 2006; Li et al., 2011; Palusci, 2011; Putnam-Hornstein & Needell, 2011; Shook Slack et al., 2011; Stith et al., 2009; Wu et al., 2004)

Kindbezogene Risikofaktoren	• Geringes Geburtsgewicht • Komplikationen in der Schwangerschaft oder unter der Geburt • Charakter oder Verhalten des Kindes • Behinderung des Kindes
Elternbezogene Risikofaktoren	• Drogenmissbrauch • Kriminelles Verhalten • Innerfamiliäre Konflikte oder Gewalt • Psychische Probleme • Gesundheitliche Probleme • Kind wird von den Eltern als Problem wahrgenommen • Eigene Geschichte von Misshandlung und Vernachlässigung • Große Familie • Hohe Stressbelastung • Elterlicher Charakter • Junges Alter der Eltern • Alleinerziehend oder unverheiratet • Niedriger Bildungsgrad • Anwendung von Körperstrafen • Ungeplante Schwangerschaft • Geringes Selbstwertgefühl • Soziale Isolation

3 Originaltabelle siehe https://aifs.gov.au/cfca/publications/risk-and-protective-factors-child-abuse-and-neglect, (Übersetzung ins Deutsche durch die Autoren).

Tabelle 2: Fortsetzung

Umweltbezogene Risikofaktoren	• Sozio-ökonomische Benachteiligung • Arbeitslosigkeit • Schlechte Wohnverhältnisse • Fehlen von sozialer Unterstützung • Fehlen von vorgeburtlicher Betreuung • Benachteiligte Wohnumgebung • Gewalt in der Wohnumgebung

Ergänzt sei eine relativ aktuelle Metaanalyse zu Risikofaktoren für Vernachlässigung (Mulder et al., 2018), die 15 Risikofaktoren mit unterschiedlich hoher Aussagekraft identifizierte. Die stärksten Prädiktoren für Vernachlässigung waren hier antisoziales/kriminelles Verhalten, psychische Probleme/psychische Erkrankung und geringer Bildungsgrad der Eltern. Die Effekte von Risikofaktoren, die sich auf die Mutter bezogen, unterschieden sich hier nicht signifikant von denen, die sich auf die Väter bezogen.

1.3.2 Schutzfaktoren

Schutzfaktoren können die Wirkung vorhandener Risiken abschwächen oder aufheben

Schutzfaktoren sind Merkmale von Personen, Geschehnissen oder Umständen, welche die Wirkung vorhandener Risiken abschwächen oder aufheben. Sie können somit ungünstige Verläufe, bestimmte Erkrankungen oder Verhaltensweisen unwahrscheinlicher machen (Masten & Reed, 2002).

Ziel der Forschung zu Schutzfaktoren ist es, Faktoren zu erkennen, die nach Erfahrungen von Misshandlung/Vernachlässigung einen trotzdem positiven Entwicklungspfad begünstigen. Für die Planung von Hilfen und Interventionen sind solche Faktoren besonders wichtig, auf die tatsächlich Einfluss genommen werden kann, z. B. mittels Therapien.

Am besten belegter Schutzfaktor nach Gefährdungsereignissen ist die Unterstützung betroffener Kinder durch das soziale Umfeld

Der am besten belegte Schutzfaktor nach Gefährdungsereignissen ist die Unterstützung betroffener Kinder durch das soziale Umfeld (Afifi & MacMillan, 2011; Domhardt et al., 2015). Das Fördern positiver Beziehungen oder das Anbieten alternativer Beziehungsangebote sollte deshalb ein Schwerpunkt von Hilfen sein (vgl. Leitlinie 1 in Kapitel 2.2).

Auch auf der Ebene der Eltern reduzierte soziale Unterstützung, sowohl in der Partnerschaft als auch in der Familie und im sozialen Umfeld, Risiken für Misshandlung/Vernachlässigung des Kindes, da hierdurch Stress vermindert, Erziehungskompetenzen vermittelt und positives Elternverhalten gestärkt wurden (Osofsky & Thompson, 2000; Maguire-Jack & Negash, 2016).

1.3.3 Gefahr einer erneuten Misshandlung/ Vernachlässigung

Aufgrund des großen Dunkelfeldes kann keine eindeutige Aussage dazu getroffen werden, wie häufig es nach einem Fall von Kindesmisshandlung zu einem erneuten Ereignis kommt. Studien auf Basis von ärztlichen Vorstellungen und Gefährdungsmitteilungen an das Jugendamt gehen von ca. 20 bis 30 % der Fälle aus (White et al., 2015). Nach Vernachlässigung gingen hierbei häufiger erneute, begründete Gefährdungsmitteilungen ein als nach Misshandlung (Jonson-Reid et al., 2003).

Bei der Planung von Maßnahmen Rückfallrisiko miteinbeziehen

Bei der Planung von Maßnahmen in einem Fall von Kindesmisshandlung sollte das Rückfallrisiko miteinbezogen werden. Hierbei können aufgrund der Vielzahl von Risikofaktoren nicht alle für den Einzelfall analysiert werden. Folgende fünf Faktoren werden als die wichtigsten erachtet (Righthand et al., 2003; Kindler, 2006):

1. Hinweise auf wiederholte Gewalt und Vernachlässigung in der Familie bzw. im Leben der Eltern:
   - Angaben des Jugendamtes (frühere Gefährdungsmitteilungen oder Kinderschutzmaßnahmen),
   - medizinische Befunde (z. B. Vorliegen älterer Frakturen),
   - Hinweise auf aktuell vorliegende Partnerschaftsgewalt,
   - Hinweise auf Misshandlung/Vernachlässigung von Geschwisterkindern,
   - Eltern haben in der Kindheit selbst Misshandlung oder Vernachlässigung erfahren.
2. Aktuell hohes Maß an familiärem Stress:
   - erhöhte Fürsorgeanforderungen durch das Kind (z. B. Behinderung, Frühgeburt),
   - mehrere jüngere Kinder in der Familie,
   - soziale Isolation,
   - chronische Konflikte in der Familie,
   - schwierige materielle Situation/Wohnsituation.
3. Gravierende Einschränkungen der elterlichen Kompetenzen:
   - hoher elterlicher Stress in Belastungssituationen,
   - Probleme beim Wahrnehmen und Verstehen kindlicher Signale,
   - ungeeignete oder aggressive Reaktionen der Eltern auf Äußerungen des Kindes.
4. Beeinträchtigungen der psychischen Gesundheit der Eltern:
   - insbesondere bei psychischen Störungen, die die Fähigkeit beeinträchtigen, Impulse zu kontrollieren, Signale des Kindes realitätsangemessen wahrzunehmen und zu beantworten sowie Alltagsbelastungen zu bewältigen (Reupert et al., 2015).
5. Hinweise auf eine gravierend verzerrte Sicht der Sorgeberechtigten auf einen aktuellen Gefährdungsvorfall:

- Abwehr von Verantwortung,
- Unterschätzung der Folgen des Ereignisses,
- Verweigern von Zusammenarbeit, Verweigern Hilfe anzunehmen.

1.4 Folgen von Misshandlung und Vernachlässigung

Misshandlung und Vernachlässigung sind potenziell traumatische Kindheitserlebnisse und können schwerwiegende sowie andauernde psychische, körperliche und soziale Folgen nach sich ziehen. Die Entwicklung von Folgeerscheinungen ist von mehreren Faktoren abhängig, wie etwa der Art und Häufigkeit der Misshandlungen, dem Alter zum Zeitpunkt der Exposition, der Dauer der Exposition, bereits vorliegender psychischer Störungen des Kindes, dem Vorhandensein weiterer innerer und äußerer Risiko- oder Schutzfaktoren sowie der (epi-)genetischen Disposition des Kindes (Teicher & Samson, 2013; Tyrka et al., 2013).

Die Folgen von Misshandlung, Vernachlässigung und Missbrauch sind unspezifisch

Da sich die verschiedenen Formen von Kindesmisshandlung meist nicht klar voneinander abgrenzen lassen und häufig kombiniert auftreten (z. B. Finkelhor, Ormrod & Turner, 2007, 2009), lassen sich keine spezifischen Folgen einzelner Misshandlungsformen unterscheiden. Somit können keine Rückschlüsse von Symptomen oder Verhaltensauffälligkeiten auf das Vorliegen von Misshandlungserfahrungen gezogen werden. Gewalterfahrungen sind insgesamt mit negativen Folgen und einer instabilen psychischen Entwicklung assoziiert. Dies trifft insbesondere bei multipler Viktimisierung zu (z. B. Widom, 2014).

Ein wesentlicher Anteil der Betroffenen entwickelt Folgeprobleme und -störungen

Laut internationaler Studien entwickeln 40 bis 80 % der von Misshandlung betroffenen Kinder im Entwicklungsverlauf psychische Störungen (z. B. Norman et al., 2012). Diese umfassen die gesamte Bandbreite psychischer Störungen: die klassischen belastungsbezogenen Störungsbilder wie Anpassungsstörungen und posttraumatische Belastungsstörungen, aber auch externalisierende Verhaltensauffälligkeiten sowie Ängste, Depressionen, Substanzmissbrauch, Essstörungen, Bindungsstörungen, Persönlichkeitsstörungen und Suizidalität (De Bellis, 2001; Heim et al., 2010; Norman et al., 2012).

Die überzufällige Häufigkeit aggressiver und sozial zurückgezogener Verhaltensweisen bei vernachlässigten und misshandelten Kindern ist durch Studien gut belegt (z. B. Herrenkohl & Herrenkohl, 2007; Sternberg et al., 2006; Rogosch & Cicchetti, 1994). Körperlich misshandelte Kinder zeigten auch im Jugend- und Erwachsenenalter überdurchschnittlich häufig gewalttätiges oder delinquentes Verhalten (Lansford et al., 2006; Stouthamer-Loeber et al., 2001; Maxfield & Widom, 1996; Zingraff et al., 1993; Widom, 1989).

Gravierende Bindungsprobleme zeigten sich im gehäuften Auftreten sogenannter hochunsicher-desorganisierter Bindung und Bindungsstörungen. In einer älteren Metaanalyse lag die Auftretenshäufigkeit von desorganisierter Bindung bei misshandelten Kindern zwischen 55% und 82% und damit am höchsten unter den untersuchten Risikogruppen (van IJzendoorn, Schuengel & Bakermans-Kranenburg, 1999). In einer jüngeren Metaanalyse über Pflegekinder mit beträchtlichen Misshandlungs- und Vernachlässigungserfahrungen fanden sich Auftretenshäufigkeiten von 22% für desorganisierte sowie von 40 % für unsichere Bindung (Vasileva & Petermann, 2016). Bindungsstörungen sind bei misshandelten Kindern deutlich erhöht, und zwar in klinischen Inanspruchnahmepopulationen (Boris, Zeanah, Larrieu, Scheeringa & Heller, 1998; Zeanah et al., 2004; Oosterman & Schuengel, 2008; Fegert, 1998) ebenso wie bei Kleinkindern in institutioneller Betreuung (Smyke, Dumitrescu & Zeanah, 2002; Zeanah, Smyke, Koga & Carlson, 2005). Demgegenüber hatte in einer pädiatrisch ambulanten Inanspruchnahmepopulation keines der zwei- bis fünfjährigen Kinder eine Bindungsstörung (Egger, Erkanli, Keeler, Potts, Walter & Angold, 2006). Tatsächlich werden in der kinderpsychiatrischen bzw. -psychotherapeutischen Praxis Diagnosen von Bindungsstörungen fast ausschließlich bei schwer vernachlässigten, früh misshandelten Kindern vergeben (Ziegenhain & Fegert, im Druck).

Gewalterfahrungen können ebenfalls Auswirkungen auf die kognitive Entwicklung der Kinder haben. So zeigten sich negative Einflüsse auf die kognitive Leistungsfähigkeit, die Gedächtnisleistung und die exekutiven Funktionen (Pechtel & Pizzagalli, 2011). Dies wirkte sich wiederum auf den Schulerfolg der Kinder aus. Im Vergleich zu Kindern ohne Gewalterfahrungen hatten Kinder mit Vernachlässigungs- und Misshandlungserfahrungen seltener höhere Schulabschlüsse und wiesen häufiger schulischen Förderbedarf auf (Lansford et al., 2004; Jonson-Reid et al., 2004).

Posttraumatische Belastungsstörung

Posttraumatische Belastungsstörung (PTBS)

Die Posttraumatische Belastungsstörung (PTBS; vgl. dazu den Leitfaden von Steil & Rosner, 2009) äußert sich in drei typischen Symptombereichen: Wiedererleben, Vermeidung und Übererregtheit.

Das Wiedererleben des traumatischen Ereignisses zeigt sich z.B. durch wiederkehrende belastende Erinnerungen, innere Bilder, Flashbacks, Wahrnehmungen, Gedanken und Träume sowie starke damit einhergehende psychische und körperliche Reaktionen.

Vermeidung betrifft Situationen, Orte, Personen, Gedanken, Gefühle und Gespräche, die an das Trauma erinnern. Es kommt dadurch zu einer Abnahme von Interessen, Aktivitäten und Gefühlen.

Übererregtheit kann sich in Schlafstörungen, Reizbarkeit, Konzentrationsschwierigkeiten, übermäßiger Wachsamkeit und Schreckhaftigkeit äußern.

Die klinische Manifestation der PTBS ist abhängig vom Alter und Entwicklungsstand des betroffenen Kindes. Die typischen Symptome Wiedererinnern, Vermeidung und Übererregtheit können sich somit sehr heterogen äußern und in der Folge zu unterschiedlichen Beeinträchtigungen oder Ausfällen führen (Beers & De Bellis, 2002; De Young & Landolt, 2018; Pfeiffer, de Haan & Sachser, 2019). Bei Kindern kann es zum Nachspielen des traumatischen Geschehens kommen, häufig auch zu Einengungen des Spielverhaltens (Oswald et al., 2011). PTBS als spezifische Folge von traumatischen Gewalterfahrungen kann auch mit Symptomen des Wiederinszenierens einhergehen, zum Beispiel physisch aggressives Verhalten körperlich misshandelter Kinder (Fitzgerald & Berliner, 2014; Bernhard et al., 2018).

Cave: Unmittelbare körperliche Folgen können für Babys und Kleinkinder schnell bedrohlich werden

Hinsichtlich der körperlichen Entwicklung gibt es unmittelbare Auswirkungen von Misshandlung und Vernachlässigung in Form zugefügter Verletzungen, wie zum Beispiel Hämatomen oder Frakturen, sowie von Unterlassungen, wie etwa Mangelerscheinungen oder Gedeihstörungen. Hinsichtlich unmittelbarer Auswirkungen ist das Gefährdungsrisiko für Kinder im Alter von bis zu vier Jahren aufgrund ihrer Abhängigkeit und besonderen Verletzlichkeit deutlich höher als in jedem späteren Lebensalter (Butchart et al., 2006). Dabei liegen hohe misshandlungsbedingte Gefährdungen neben Hämatomen, Platzwunden, Knochenbrüchen oder Verbrennungen bzw. Verbrühungen in Schütteltraumata oder inneren Blutungen mit nicht selten fatalen entwicklungsneurologischen bzw. schlimmstenfalls tödlichen Folgen (Kindler, Lillig, Blüml, Meysen & Werner, 2006; Trocmé, Toorigny, MacLaurin & Fallon, 2003). Typische Vernachlässigungsformen im Säuglingsalter sind unterlassene Aufsicht, unterlassener Schutz oder Gedeihstörungen (bis hin zum psychosozialen Minderwuchs) aufgrund unzureichender Ernährung. Akute Gefährdungen liegen in erhöhten Unfallrisiken bei Säuglingen und Kleinkindern oder in der Gefahr raschen Austrocknens bei unzureichender Flüssigkeitszufuhr (Ziegenhain, Fegert, Ostler & Buchheim, 2007; vgl. auch die Leitlinie 12 in Kapitel 2.13).

Zusammenhang zwischen Misshandlungserfahrungen und anhaltenden Gesundheitsproblemen

Misshandlungserfahrungen können auch mittel- und langfristige körperliche Folgen nach sich ziehen. Hier zeigt sich, wie auch bei den psychischen Folgeerscheinungen, ein Zusammenhang zwischen der Anzahl bzw. Dauer sowie Schwere von Misshandlungserfahrungen und anhaltenden Gesundheitsproblemen. Diese umfassen zum Beispiel ischämische Herzkrankheiten, Krebs, Autoimmunerkrankungen sowie eine Dysregulation des hormonellen Stresssystems (insbesondere der Hypothalamus-Hypophysen-Nebennierenrinden-Achse). Das Stresshormon Cortisol, welches bei gesunden Personen bei akuter Belastung vermehrt ausgeschüttet wird und zu einer adaptiven Aktivierung des Organismus durch Bereitstellung von Energie und Ermöglichung von Flucht oder Kampf führt, wird bei chronisch traumatisierten Personen verringert ausgeschüttet, sodass die autonome Anpassung des Organismus an Stressoren gestört ist. Dies und die durch chronischen Stress bedingte vermehrte Ausschüttung proinflammatorischer Cytokine erhöhen das Erkrankungsrisiko (Felitti et al., 1998; Felitti, 2009).

Direktes und indirektes Gewalterleben gehen mit ähnlichen Risiken für negative Folgeerscheinungen einher

Das Risiko, Folgeerscheinungen zu entwickeln, ist für Kinder, die häuslicher Gewalt ausgesetzt sind, also indirekt Gewalt erleben, vergleichbar mit denen von Kindern mit direkter Gewalterfahrung. Diese Kinder haben ebenfalls ein erhöhtes Risiko für psychische Probleme, wie etwa aggressives Verhalten, Angst, depressive Symptome, soziale Schwierigkeiten und kognitive Einschränkungen (Evans et al., 2008; Holt et al., 2008; Herrenkohl et al., 2008), aber auch für körperliche Beschwerden (Monnat & Chandler, 2015). Zu beachten ist, dass die Gewaltformen häufig vergesellschaftet sind, Kinder also in vielen Fällen sowohl häusliche Gewalt als auch direkt gegen sie gerichtete Gewalt erleben.

Wird Gewalt gegen Kinder und Jugendliche durch Gleichaltrige ausgeübt (Peer Bullying), kann dies stärkere Auswirkungen als Gewalt durch Erwachsene haben. In Studien in den USA und Großbritannien zeigte sich im direkten Vergleich zu Personen mit Gewalterfahrungen durch Erwachsene eine ca. zwei- bis fünffach stärkere Ausprägung von Depression, Ängstlichkeit und Selbstverletzung für Kinder mit Gewalterfahrungen durch Peers (Lereya et al., 2015).

Resilienz nach Misshandlungserfahrungen

Hervorzuheben ist, dass es eine Gruppe von Kindern und Jugendlichen gibt, die auch schwere Misshandlungen weitgehend ohne klinisch relevante Folgen überstehen und insgesamt eine gute Anpassung zeigen (Resilienz). Studien belegen, dass dies für etwa 20 % bis 50 % der Kinder und Jugendlichen gilt (Ayer et al., 2011; Domhardt et al., 2015; DuMont, Widom & Czaja, 2007; McGloin & Widom, 2001). Verschiedene Faktoren auf unterschiedlichen Ebenen können Resilienz begünstigen. Dies sind auf der Ebene der Person beispielsweise positiver Selbstwert und Problemlösefertigkeiten, auf der Ebene der Familie z. B. ein unterstützendes familiäres Umfeld und hoher sozioökonomischer Status sowie auf der Ebene der Gesellschaft beispielsweise professionelle Unterstützung und Normen (Witt et al., 2013).

Transgenerationale Weitergabe oder „Cycle of Violence“

Forschungsergebnisse zeigen, dass belastende Kindheitserfahrungen auch an die nächste Generation weitergegeben werden (Cycle of Violence). Eltern, die in ihrer eigenen Lebensgeschichte belastende Erfahrungen sowie Gewalterfahrungen gemacht hatten, zeigten häufig aggressives, bestrafendes oder feindseliges bzw. sogenanntes „dysfunktionales“ Verhalten, wie z. B. negativ übergriffiges oder dissoziatives Verhalten, sowie eine Rollenkonfusion (Möhler et al., 2001; Ziegenhain & Deneke, 2014; Madigan et al., 2006). Die Prävalenz misshandelter Eltern, die wiederum ihre eigenen Kinder misshandeln, wird auf 7 bis 20 % geschätzt (Dixon & Browne, 2009; Berlin et al., 2011). Die transgenerationale Weitergabe von Misshandlung oder insensitivem Erziehungsverhalten lässt sich also nicht bei allen Eltern beobachten (sogenannter „Transmission Gap"). Die Gründe und Mechanismen, warum ein Teil der selbst betroffenen Eltern ihre Misshandlungserfahrungen weitergibt, ein anderer jedoch nicht, sind noch weitgehend unbekannt. Vermutlich werden diese von Risiko- und Schutzfaktoren beeinflusst. Die Faktoren können sowohl psychosozialer (z. B. Armut, psychische Störung, jugendliche Elternschaft) als auch biologischer Natur sein. Traumatische Erfahrungen, vor allem in der frühen Kindheit, rufen strukturelle und funktionelle Veränderungen in präfrontalen und limbischen Schaltkreisen und dem Belohnungssystem im Gehirn sowie epigenetische Veränderungen hervor. Hierdurch kommt es zu langfristigen Veränderungen in der Entwicklung des neuroendokrinen Stressregulierungssystems und der Affektregulation (Bock et al., 2014; Gapp et al., 2014; Xie et al., 2013; Fagiolini et al., 2009; Bock et al., 2008; Pollak & Kistler, 2002). Diese Veränderungen könnten in einem Zusammenhang mit der gestörten Interaktion zwischen Kindern und traumatisierten Müttern stehen (Kreß et al., 2012).

2 Rechtliche Rahmenbedingungen, Leitlinien und Handlungsempfehlungen

Merke

Was in diesem Band unter Leitlinien wiedergegeben wird, sind die hausinternen Leitlinien der Klinik für Kinder- und Jugendpsychiatrie/Psychotherapie am Universitätsklinikum Ulm und des Ausbildungszentrums für Verhaltenstherapie an der Klinik für Kinder- und Jugendpsychiatrie/Psychotherapie in Ulm. Ergänzt werden diese durch Verweise auf die neue AWMF-Leitlinie „Kindesmisshandlung, -missbrauch, -vernachlässigung unter Einbindung der Jugendhilfe und Pädagogik (Kinderschutzleitlinie)“, die im Februar 2019 veröffentlicht wurde. Diese schloss eine mehrjährige Lücke, nachdem die Gültigkeit der bereits 1999 veröffentlichten und zweimal überarbeiteten Leitlinie der Deutschen Gesellschaft für Kinder- und Jugendpsychiatrie (DGKJP) 2007 formell ausgelaufen war. Die Entstehungshintergründe der Kinderschutzleitlinie werden in Kapitel 2.1.4 genauer erläutert.

In der klinischen Versorgung misshandelter und vernachlässigter Kinder und Jugendlicher gelten die allgemeinen Leitlinien für die Psychodiagnostik von Kindern und Jugendlichen (vgl. den Leitfaden „Diagnostik psychischer Störungen im Kindes- und Jugendalter“, Döpfner & Petermann, 2012) sowie die Leitlinien für die ggf. vorliegenden spezifischen psychischen Störungen (vgl. die jeweiligen störungsspezifischen Leitlinien, vor allem zu posttraumatischen Belastungsstörungen [Steil & Rosner, 2009], zu aggressiv-oppositionellem Verhalten [Petermann et al., 2016] und zu psychischen Störungen im Säuglings- und Kleinkindalter [Bolten, Möhler & von Gontard, 2013]).

Die folgenden spezifischen Leitlinien tragen der Tatsache Rechnung, dass Misshandlung und Vernachlässigung als verkomplizierende Faktoren besondere Herausforderungen für Diagnostik, Behandlungsplanung und -durchführung mit sich bringen.

Das Kapitel beginnt mit einer Darstellung und Erläuterung der wichtigsten rechtlichen Rahmenbedingungen, Prinzipien der Aufgabenteilung und Kooperation zwischen den Hilfesystemen sowie ggf. mit den Strafverfolgungsbehörden und Gerichten.

Es schließen sich Leitlinien für den Umgang und das Vorgehen bei Kinderschutzfällen hinsichtlich Prävention, Klärung von Hinweisen, Gefährdungseinschätzung und interdisziplinärer Kooperation, differenzialdiagnostischer Abklärung des Hilfe- und Therapiebedarfs betroffener Kinder und Jugendlicher sowie zielgerichteter Interventionen an.

Eine Übersicht über das Vorgehen gibt der in Abbildung 5 dargestellte Entscheidungsbaum. Dieser soll die einzelnen Leitlinien in einen Gesamtzusammenhang einordnen.

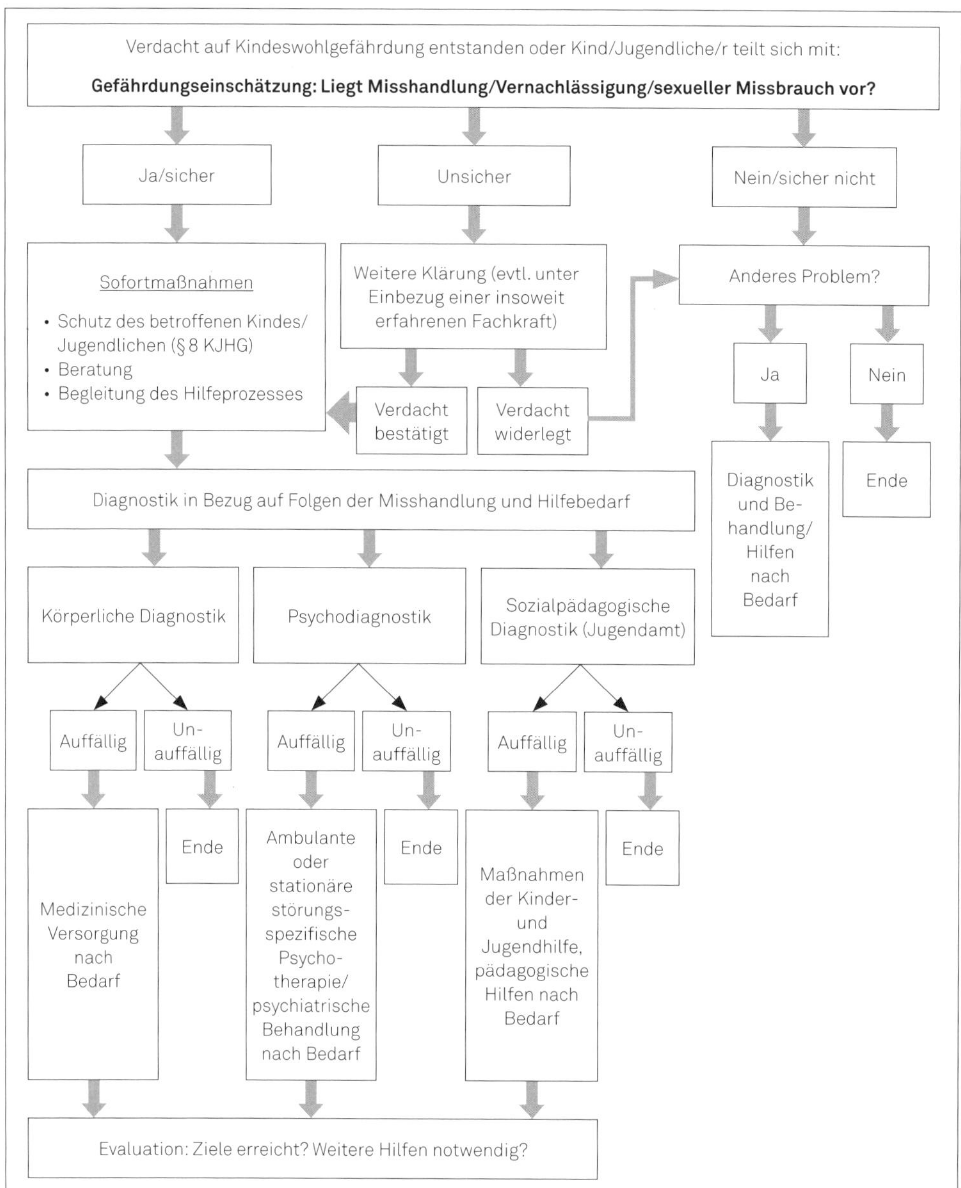

Abbildung 5: Vorgehen bei einem Verdacht auf Kindeswohlgefährdung

Jede Leitlinie (vgl. Tabelle 3) beginnt mit einer Zusammenfassung der wichtigsten Inhalte in einem Kasten, gefolgt von Erläuterungen des Rationals der Leitlinie im anschließenden Textabschnitt. Für Praxismaterialien, die bei der Umsetzung der Leitlinien behilflich sein können, sei auf Kapitel 3 und Kapitel 4 verwiesen.

Tabelle 3: Übersicht über die Leitlinien

L1	Prävention durch Frühe Hilfen
L2	Traumaanamnese
L3	Klärung von Hinweisen auf Kindeswohlgefährdung und Gefährdungseinschätzung
L4	Vorgehen bei Kindeswohlgefährdung
L5	Dokumentation der Hinweise auf Misshandlung und Vernachlässigung
L6	Gesprächsführung mit Eltern
L7	Beratung und Psychoedukation
L8	Kooperation und Vernetzung im Kinderschutz
L9	Beteiligung des betroffenen Kindes oder Jugendlichen
L10	Beteiligung von Bezugspersonen
L11	Psychodiagnostik von Folgestörungen sowie Diagnostik von komorbid vorliegenden psychischen Störungen bei betroffenen Kindern
L12	Körperliche Untersuchungen bei Misshandlung und Vernachlässigung
L13	Psychotherapeutische Interventionen
L14	Evaluation von Interventionen
L15	Selbstfürsorge beim Einsatz für betroffene Kinder und Jugendliche

2.1 Rechtlicher Rahmen der Versorgung betroffener Kinder und Jugendlicher

Merke

- Zentral bei der Versorgung betroffener Kinder und Jugendlicher ist es, zunächst geschützte sichere Lebensverhältnisse herzustellen. Der Königsweg ist hierbei die Zusammenarbeit der Familie mit der Jugendhilfe und der zivilrechtliche Weg mit dem Angebot von Hilfen und Unterstützungsmaßnahmen. Wenn dies nicht hinreichend greift oder die Eltern nicht kooperieren, muss es Auflagen gegen sie oder Eingriffe in die Personensorge geben.
- Wenn eine Fremdunterbringung notwendig wird, sollte diese am besten bei einer Bezugsperson realisiert werden, die das Kind kennt. Wenn das nicht möglich ist, muss nach der Inobhutnahme die Unterbringung in einer Pflegefamilie oder Einrichtung erfolgen. Bei häuslicher Gewalt können Platzverweise oder auch die Aufnahme der Mutter und des Kindes bzw. der Kinder in einem Frauenhaus notwendig sein.

- Solange ein Kind weiter misshandelt wird, ist Therapie nicht sinnvoll. Bei einer Vernachlässigung kann eine Anbindung in Therapie und vor allem bei jüngeren Kindern in verschiedene, fördernde Therapiemaßnahmen wie Ergotherapie, Logopädie etc. bereits Teil eines Hilfekonzepts sein. Letztendlich handelt es sich hier stets um eine Güterabwägung, ob durch Therapie die Gefährdung des Kindes eher verringert werden kann und damit eine in einem solchen Falle unverhältnismäßige Trennung von den Eltern vermieden werden kann.
- Angehörige der Heilberufe haben bei Verdacht auf eine Kindeswohlgefährdung nach § 4 KKG das Recht auf Beratung durch eine insoweit erfahrene Fachkraft.
- Wenn gewichtige Anhaltspunkte für eine Kindeswohlgefährdung vorliegen und die Kooperation der Sorgeberechtigten nicht erlangt werden kann und/oder den Kindern ansonsten weitere Gewalt drohen würde, sind Angehörige der Heilberufe nach § 4KKG Abs. 3 befugt, ihre Schweigepflicht zu brechen und das Jugendamt unter Nennung der Klardaten über den Verdacht zu informieren. Die Schweigepflicht darf also nicht als Vorwand genutzt werden, nicht das Jugendamt zu informieren. Es handelt sich in solchen Fällen nicht um einen Bruch der Schweigepflicht im Sinne des Strafrechts, da eine explizite gesetzliche Befugnis vorliegt.
- Die Weitergabe der Informationen an das Jugendamt sollte den Sorgeberechtigten mitgeteilt werden, auch wenn sie gegen deren Willen erfolgt. Nur wenn das Schutzziel durch die Information der Sorgeberechtigten infrage gestellt würde, ist eine Weitergabe von Informationen ans Jugendamt ohne Information der Sorgeberechtigten verhältnismäßig.
- Bei allen Schritten ist eine gute Dokumentation unabdingbar. Häufig müssen Angehörige der Heilberufe, auch noch nach Jahren, vor Gericht aussagen. Wenn sie hier Stellung beziehen, ist es vor allem wichtig, die Auswirkungen des Geschehenen auf das Kind und seine weitere Entwicklung zu erläutern.

2.1.1 Einleitung

Rechtlich relevante Regelungen für den Kinderschutz finden sich in verschiedenen Rechtsbereichen. Es gibt übergeordnete internationale Regelungen wie die UN-Kinderrechtskonvention und die Europäische Menschenrechtskonvention. Im Grundgesetz, welches unter allen Rechtsnormen als Verfassung den höchsten Rang einnimmt, sind die sogenannten Menschenrechte enthalten, die für alle Menschen in Deutschland gelten und somit auch für Kinder und Jugendliche. Artikel 1 und 2 beschreiben, dass die Würde des Menschen unantastbar ist, und dass jeder das Recht auf freie Entfaltung seiner Persönlichkeit hat. Seit seinem Grundsatzurteil von 1968 (BVerfGE 24, 119, 144) betont das Bundesverfassungsgericht immer wieder, dass dies auch für Kinder und Jugendliche gilt.

Im Grundgesetz verankerte Menschenrechte gelten vollumfänglich auch für Kinder und Jugendliche

Die Familie als Lebensgemeinschaft ist durch Artikel 6 Grundgesetz insbesondere vor unberechtigten Eingriffen durch den Staat geschützt. Die staatliche Gemeinschaft hat allerdings ein „Wächteramt“ (Art. 6 Abs. 2 Satz 2 GG), darf aber nur dann eingreifen, wenn die Eltern das Kindeswohl gefährden. Die rechtlichen Regelungen zum Kinderschutz lassen sich in zwei Bereiche unterteilen:

- Der zivilrechtliche Kinderschutz: Rechtliche Grundlagen sind das Sozialgesetzbuch 8. Buch, das Bürgerliche Gesetzbuch (BGB) und das Bundeskinderschutzgesetz.
- Der strafrechtliche Kinderschutz: Rechtliche Grundlagen sind die Regelungen im Strafgesetzbuch zu Misshandlung und Vernachlässigung von Kindern und Jugendlichen.

2.1.2 Der zivilrechtliche Kinderschutz

Im zivilrechtlichen Kinderschutz geht es um eine Prognosefrage in Bezug auf das Kindeswohl

Anders als im strafrechtlichen Kinderschutz geht es im zivilrechtlichen Kinderschutz nicht um den möglichst exakten Nachweis einzelner strafbarer Handlungen durch möglichst eindeutige Beweise oder Befunde, sondern um eine Prognosefrage in Bezug auf das Kindeswohl. Ein Eingriff in das verfassungsrechtlich geschützte Recht der elterlichen Sorge, insbesondere eine Trennung des Kindes von der Familie, ist an den hohen Maßstab der Kindeswohlgefährdung geknüpft. Eine Kindeswohlgefährdung wird von der Rechtsprechung definiert als: „Eine gegenwärtige, in einem solchen Maße vorhandene Gefahr, dass sich bei der weiteren Entwicklung eine erhebliche Schädigung mit ziemlicher Sicherheit voraussagen lässt“ (BVerfG FamRZ 2015, 112). Die Gefährdung des Kindeswohls entsprechend dieser Definition ist im zivilrechtlichen Kinderschutz also Eingriffsschwelle und Legitimation für staatliche Schutzmaßnahmen. Sie setzt eine gegenwärtig vorhandene Gefahr voraus, die die Besorgnis begründet, dass es bei weiterer unbeeinflusster Entwicklung mit ziemlicher Sicherheit zu einer erheblichen Schädigung des körperlichen, geistigen oder seelischen Wohls des Kindes kommt. Dies kann von Angehörigen der Heilberufe mit Kenntnissen über die Differenzialdiagnosen von Entwicklungsverzögerungen und der Entwicklungspsychopathologie des Kindesalters häufig fundiert beantwortet werden. Gerade Vernachlässigung, die im strafrechtlichen Sinne als Unterlassungshandlung nicht an einzelnen Handlungen festzumachen und schwer zu beweisen ist, kann in der zivilrechtlichen Einschätzung mit dem entwicklungsbezogenen Hintergrundwissen oft recht klar als eine Erziehungssituation beschrieben werden, die bei weiterer unbeeinflusster Entwicklung mit ziemlicher Sicherheit zu einer erheblichen Schädigung des Kindeswohls führt. Zu den massiven Entwicklungsfolgen bei Vernachlässigung gibt es zahlreiche empirische Evidenz. Gerade bei Säuglingen und Kleinkindern ist der Übergang zwischen indizierten, präventiven Hilfen (vgl. Leitlinie 1 in Kapitel 2.2) und einer Frühintervention mit einem Förderkonzept (notfalls sogar mit gerichtlichen

Gefährdung des Kindeswohls ist Eingriffsschwelle und Legitimation für staatliche Schutzmaßnahmen

Auflagen) oft fließend. Förderempfehlungen sollten auf jeden Fall gemacht und die regelmäßige Inanspruchnahme von Hilfs- und sozialen Kontaktangeboten (Krabbelgruppe, Elterncafé etc.) nahegelegt werden.

Kinderschutzmaßnahmen unterliegen immer einer strengen Verhältnismäßigkeitsprüfung

Trennung von der Familie darf nur erfolgen, wenn andere Maßnahme erfolglos geblieben sind

Kinderschutzmaßnahmen unterliegen grundsätzlich einer strengen Verhältnismäßigkeitsprüfung, auch deshalb ist es wichtig, hier so früh wie möglich niedrigschwellige Angebote zu machen. Die zuverlässige Inanspruchnahme solcher Angebote sollte zum Verlaufsindikator bzw. Prognosekriterium gemacht werden. Maßnahmen, die mit der Trennung des Kindes von der elterlichen Familie verbunden sind, sind gemäß § 1666a BGB nur dann zulässig, wenn der Gefahr nicht auf andere Weise, auch nicht durch öffentliche Hilfen, begegnet werden kann (Abs. 1). Dies bedeutet, dass der Entzug der Personensorge oder von Teilen davon (Aufenthaltsbestimmungsrecht, Gesundheitssorge) nur in Betracht kommt, wenn andere Maßnahmen erfolglos geblieben sind oder wenn diese zur Gefahrenabwehr nicht ausreichen (Abs. 2).

Jugendamt hat Schutzauftrag nach § 8a SGB VIII

Im Falle einer (möglichen) Kindeswohlgefährdung hat das Jugendamt einen Schutzauftrag. Dieser ist in § 8a SGB VIII niedergelegt (vgl. Kasten 1).

Kasten 1: SGB VIII § 8a Schutzauftrag bei Kindeswohlgefährdung

(1) Werden dem Jugendamt gewichtige Anhaltspunkte für die Gefährdung des Wohls eines Kindes oder Jugendlichen bekannt, so hat es das Gefährdungsrisiko im Zusammenwirken mehrerer Fachkräfte einzuschätzen. Soweit der wirksame Schutz dieses Kindes oder dieses Jugendlichen nicht in Frage gestellt wird, hat das Jugendamt die Erziehungsberechtigten sowie das Kind oder den Jugendlichen in die Gefährdungseinschätzung einzubeziehen und, sofern dies nach fachlicher Einschätzung erforderlich ist, sich dabei einen unmittelbaren Eindruck von dem Kind und von seiner persönlichen Umgebung zu verschaffen. Hält das Jugendamt zur Abwendung der Gefährdung die Gewährung von Hilfen für geeignet und notwendig, so hat es diese den Erziehungsberechtigten anzubieten.

(2) Hält das Jugendamt das Tätigwerden des Familiengerichts für erforderlich, so hat es das Gericht anzurufen; dies gilt auch, wenn die Erziehungsberechtigten nicht bereit oder in der Lage sind, bei der Abschätzung des Gefährdungsrisikos mitzuwirken. Besteht eine dringende Gefahr und kann die Entscheidung des Gerichts nicht abgewartet werden, so ist das Jugendamt verpflichtet, das Kind oder den Jugendlichen in Obhut zu nehmen.

(3) Soweit zur Abwendung der Gefährdung das Tätigwerden anderer Leistungsträger, der Einrichtungen der Gesundheitshilfe oder der Polizei notwendig ist, hat das Jugendamt auf die Inanspruchnahme durch die Erziehungsberechtigten hinzuwirken. Ist ein sofortiges Tätigwerden erforderlich und wirken die Personensorgeberechtigten oder die Erziehungsberechtigten nicht mit, so schaltet das Jugendamt die anderen zur Abwendung der Gefährdung zuständigen Stellen selbst ein.

Aus § 8a SGB VIII lassen sich unter anderem folgende Aufgaben des Jugendamtes ableiten:

- Das Jugendamt muss alle ihm zugetragenen Informationen in Bezug auf eine mögliche Kindeswohlgefährdung sorgfältig überprüfen.
- Das Jugendamt ist verpflichtet, Maßnahmen zum Schutz des Kindes einzuleiten, wenn konkrete Hinweise auf eine Kindeswohlgefährdung vorliegen.
- Die Abschätzung der Kindeswohlgefährdung muss im Zusammenwirken mehrerer Fachkräfte erfolgen.

Um seinen Schutzauftrag umzusetzen, kann das Jugendamt ggf. gemäß § 72 Abs. 3 SGB VIII Informationen im Umfeld des betroffenen Kindes oder Jugendlichen einholen. Dies kann z. B. auch in einem sozialpädiatrischen Zentrum oder einer anderen Frühfördereinrichtung sein. Durch die Fachkräfte der Heilberufe sind hierbei die Schweigepflicht bzw. Mitteilungsbefugnisse stets zu berücksichtigen (siehe Ausführungen in Abschnitt 2.1.3).

Verpflichtung des Jugendamtes zur Inobhutnahme

Wenn eine dringende Gefahr für das Wohl eines Kindes oder Jugendlichen besteht, dieses selbst darum bittet oder ein Minderjähriger unbegleitet nach Deutschland einreist und sich keine Personensorge- oder Erziehungsberechtigten im Inland aufhalten, ist das Jugendamt berechtigt und verpflichtet, das Kind bzw. den Jugendlichen in Obhut zu nehmen und bei einer geeigneten Person oder Einrichtung (z. B. Krankenhaus, betreute Wohnform) unterzubringen. Rechtliche Grundlage hierfür ist der § 42 SGB VIII, für unbegleitete minderjährige Flüchtlinge der § 42a SGB VIII.

Die Inobhutnahme ist ein hoheitlicher Akt, und das Jugendamt hat während der Inobhutnahme für das Wohl des betroffenen Minderjährigen zu sorgen (§ 42 Abs. 2 SGB VIII). Es ist auch berechtigt, alle Rechtshandlungen vorzunehmen, die zum Wohl des betroffenen Minderjährigen notwendig sind. Allerdings ist dabei der mutmaßliche Wille der Personensorgeberechtigten angemessen zu berücksichtigen (§ 42 Abs. 2 Satz 4 SGB VIII). Diese Befugnisse sind aber nur vorübergehend, um notwendige Entscheidungen zum Wohle von Kindern und Jugendlichen sicherzustellen. In diesem Rahmen kann das Jugendamt insbesondere auch den Aufenthalt des Kindes bestimmen. Insofern ist die Inobhutnahme, gerade bei Krisensituationen im Krankenhaus oder der Praxis, eine geeignete Möglichkeit, den Schutz betroffener Kinder und Jugendlicher sofort herzustellen und die weitere familienrechtliche Klärung in die verantwortlichen Hände des Jugendamts zu legen, das bei Widerspruch der Sorgeberechtigten eine Entscheidung des Familiengerichts herbeizuführen hat (§ 8a Abs. 2 SGB VIII).

Durch Inobhutnahme kann der Schutz von Kindern und Jugendlichen sichergestellt werden

Inobhutnahmen haben, auch wenn man die absoluten Zahlen um die Inobhutnahme unbegleiteter minderjähriger Geflüchteter bereinigt, in den letzten Jahren deutlich zugenommen. Zu bedenken ist, dass die eigentliche Krisenintervention dabei zu einer länger ausgedehnten Maßnahme wird, die selbst wieder zu einer Belastung für Kinder und Jugendliche mit ihren Bindungsbedürfnissen werden kann (Ziegenhain et al., 2014; Rücker et al., 2015).

Das Jugendamt kann das Familiengericht anrufen

Wenn gewichtige Anhaltspunkte für eine Kindeswohlgefährdung bestehen, die Eltern bei der Abschätzung des Gefährdungsrisikos aber nicht mitwirken, kann das Jugendamt nach § 8a SGB VIII Abs. 2 das Familiengericht anrufen. Zentrale Rechtsgrundlage für Maßnahmen des Familiengerichts bei Gefährdung des Kindeswohls ist der § 1666 BGB (vgl. Kasten 2).

Kasten 2: § 1666 BGB Gerichtliche Maßnahmen bei Gefährdung des Kindeswohls, Abs. 1 und 3

(1) Wird das körperliche, geistige oder seelische Wohl des Kindes oder sein Vermögen gefährdet und sind die Eltern nicht gewillt oder nicht in der Lage, die Gefahr abzuwenden, so hat das Familiengericht die Maßnahmen zu treffen, die zur Abwendung der Gefahr erforderlich sind.

(3) Zu den gerichtlichen Maßnahmen nach Absatz 1 gehören insbesondere

1. Gebote, öffentliche Hilfen wie zum Beispiel Leistungen der Kinder- und Jugendhilfe und der Gesundheitsfürsorge in Anspruch zu nehmen,
2. Gebote, für die Einhaltung der Schulpflicht zu sorgen,
3. Verbote, vorübergehend oder auf unbestimmte Zeit die Familienwohnung oder eine andere Wohnung zu nutzen, sich in einem bestimmten Umkreis der Wohnung aufzuhalten oder zu bestimmende andere Orte aufzusuchen, an denen sich das Kind regelmäßig aufhält,
4. Verbote, Verbindung zum Kind aufzunehmen oder ein Zusammentreffen mit dem Kind herbeizuführen,
5. die Ersetzung von Erklärungen des Inhabers der elterlichen Sorge,
6. die teilweise oder vollständige Entziehung der elterlichen Sorge.

In familiengerichtlichen Verfahren wegen einer Kindeswohlgefährdung gilt der Amtsermittlungsgrundsatz

In familiengerichtlichen Verfahren wegen einer Kindeswohlgefährdung gilt der Amtsermittlungsgrundsatz (§ 26 FamFG). Das heißt, das Gericht hat von Amts wegen, also von sich aus, den Sachverhalt vollständig aufzuklären, die erforderlichen Ermittlungen durchzuführen und alle Erkenntnismöglichkeiten auszuschöpfen. Trotz dieser Regelung im Verfahrensrecht verlassen sich Familiengerichte bei der Sachverhaltsaufklärung nicht selten weitgehend auf die Fachkräfte der öffentlichen Jugendhilfe und Stellungnahmen oder Gutachten von Sachverständigen. In der Regel empfiehlt sich deshalb der Weg über die Einschaltung und Information des Jugendamtes. Da es zwischen den Fachkräften aus den Heilberufen und denen der Jugendhilfe bisweilen divergente Einschätzungen über das Schutzbedürfnis geben kann (dies war bei den sogenannten „Skandalfällen" im Kinderschutz fast die Regel; Fegert et al., 2010), ist es wichtig zu wissen, dass schriftliche oder mündliche Mitteilungen aus Kliniken und Praxen an das Familiengericht dort zu einer Ermittlung von Amts wegen im Rahmen eines Verfahren führen müssen. Eine formale Antragstellung ist wegen des Amtsermittlungsgrundsatzes nicht erforderlich.

Nach § 158 Abs. 2 Nr. 2 FamFG bestellt das Familiengericht in Verfahren wegen Kindeswohlgefährdung für das betroffene Kind einen Verfahrensbeistand, wenn ein Entzug der Personensorge im Raum steht. Aufgabe des Verfahrensbeistandes ist es, das Interesse des Kindes festzustellen und im gerichtlichen Verfahren zur Geltung zu bringen (sog. „Anwalt des Kindes"). Zu diesem Zweck soll er das Kind in geeigneter Weise über Gegenstand, Ablauf und möglichen Ausgang des Verfahrens informieren. Ein Verfahrensbeistand kann auch im Interesse des Kindes Rechtsmittel im Verfahren einlegen (§ 158 Abs. 4 FamFG).

Gemäß § 159 Abs. 1 FamFG muss das Familiengericht ein Kind, welches das 14. Lebensjahr vollendet hat, in einer Kindschaftssache grundsätzlich persönlich anhören, es sei denn, es geht in dem Verfahren ausschließlich um das Vermögen des Kindes, und eine Anhörung ist insoweit nicht angezeigt. Bei Gefahr in Verzug kann vorübergehend, in engen begrenzten Ausnahmefällen, von einer Anhörung abgesehen werden. Des Weiteren muss nach § 159 Abs. 4, Satz 2 FamFG dem Kind, welches angehört wird, in altersentsprechender Art und Weise Gelegenheit zur Äußerung gegeben werden. Auch hier, wie immer, gilt es Suggestion zu vermeiden. Äußerungen des Kindes sind durch offene Fragen zu erheben. Verfahrensbeistände, welche nach § 158 Abs. 2 FamFG schon bestellt wurden, sollten nach § 159 Abs. 4, Satz 3 FamFG an der Anhörung des Kindes teilnehmen können. Sonstige Beteiligte aber nicht! Noch nicht jugendliche Kinder, also Kinder unter 14 Jahren, sind anzuhören (§ 159 Abs. 2 FamFG), wenn die Neigungen, Bindungen oder Wille des Kindes für die Entscheidung von Bedeutung sind und wenn eine persönliche Anhörung „aus sonstigen Gründen angezeigt ist".

2.1.3 Vorgehen in den Heilberufen bei einem Fall von Kindeswohlgefährdung

Aus heilberuflicher Sicht muss bei einer gegenwärtig in einem solchen Maße vorhandenen Gefahr für das Kindeswohl, dass sich für die weitere Entwicklung eine erhebliche Schädigung voraussehen lässt, oder bei einer schon eingetretenen diagnostizierten massiven Schädigung, aber auch bei einem massiven Förderbedarf in unterschiedlichen Bereichen, stets die Frage nach dem weiteren Vorgehen gestellt werden.

Heilberufliche Diagnostik muss die Prognosefrage der Kindeswohlgefährdung nicht abschließend sicher beantworten können

Die heilberufliche Diagnostik im Kontext eines Verdachts auf Kindesmisshandlung und/oder Vernachlässigung muss hierbei nicht abschließend die Prognosefrage der Kindeswohlgefährdung sicher beantworten können. Die Befugnis zur Einschaltung des Jugendamts setzt voraus, dass „gewichtige Anhaltspunkte" für eine Kindeswohlgefährdung bestehen. Hier sollte, ausgehend von der Entwicklungsdiagnostik, der körperlichen Diagnostik und dem psychopathologischen Befund, eine fachlich fundierte, differenzierte

Beschreibung der Anhaltspunkte für eine Kindeswohlgefährdung, also eine erwartbare erhebliche Entwicklungsstörung bei Fortdauern der bisherigen Verhältnisse beschrieben werden. Bei Vernachlässigung ist dies oft zentral, weil nicht das einzelne Elternverhalten oder einzelne Handlungen, Verletzungen, Traumaspuren zielführend sind, sondern die entwicklungsbezogenen Folgen der Vernachlässigung, die aber zu einer massiven Entwicklungsgefährdung, auch in Bezug auf den Erwerb exekutiver Kontrolle, Lernen und anderer Teilhabedimensionen führen können. Gerade hier ist also die Beschreibung des abweichenden Entwicklungsstandes und der deswegen notwendigen Fördermaßnahmen unabdingbar.

Für Berufsgeheimnisträger ist § 4 KKG zentrale rechtliche Grundlage in Kinderschutzfällen

In Bezug auf die Intervention ist zu unterscheiden zwischen Ansätzen im Bereich der Beratung, der Ermahnung, der nachdrücklichen Motivation zur Annahme von Hilfen, der Frühintervention und Prävention und sofortigen Kriseninterventionen, die bei akuter Gefährdung des Kindeswohls notwendig werden können. Für Berufsgeheimnisträger ist der § 4 KKG (Gesetz zur Kooperation und Information im Kinderschutz – Bundeskinderschutzgesetz) die zentrale rechtliche Grundlage, da sich aus ihm die Befugnis zur Informationsweitergabe in einem Kinderschutzfall ableiten lässt:

- *§ 4 Abs. 1 KKG* legt fest, dass mit dem Kind oder Jugendlichen und den Sorgeberechtigten über die Situation gesprochen werden soll und die Personensorgeberechtigten zur Inanspruchnahme von Hilfen motiviert werden sollen. Mit den Personensorgeberechtigten ist nur dann nicht zu sprechen, wenn hierdurch der Schutz des Kindes gefährdet wird.

Beratungsanspruch durch eine insoweit erfahrene Fachkraft

- *§ 4 Abs. 2 KKG* formuliert den Anspruch auf Beratung durch eine insoweit erfahrene Fachkraft. Ziel der Beratung ist eine Hilfestellung bei der Einordnung der möglichen Anhaltspunkte. Dieser Beratungsanspruch und die Möglichkeit, Befunde pseudonymisiert zum Zweck dieser Beratung weiterzuleiten, bringt den fachlichen Standard eines Mehraugenprinzips in (potenziell) kinderschutzrelevanten Fällen zum Ausdruck. Die Evaluation des Bundeskinderschutzgesetzes hat in Bezug auf die Inanspruchnahme der Beratung durch die insoweit erfahrene Fachkraft durch Fachkräfte aus den Heilberufen gezeigt, dass zwar Beratungsbedarf bestand, die Beratung dennoch kaum in Anspruch genommen wurde. Als hauptsächliche Hindernisse zeigten sich Unklarheiten bezüglich der Rolle und dem Auftrag der insoweit erfahrenen Fachkraft, die nicht einheitlich geregelte Erreichbarkeit der insoweit erfahrenen Fachkräfte außerhalb regulärer Dienstzeiten und die unterschiedlichen Fachsprachen (Bundesregierung, 2015; Bertsch, 2015, 2016). Es wurde also deutlich, dass für die Beratung von Fachkräften aus den Heilberufen andere Strukturen notwendig sind. Das Bundesministerium für Familie, Senioren, Frauen und Jugend (BMFSFJ) fördert deshalb in einem Forschungs- und Entwicklungsprojekt an der Universitätsklinik Ulm die „Medizinische Kinderschutzhotline" (www.kinderschutzhotline.de). Diese ist ein deutschlandweites kostenloses telefonisches täglich 24 Stunden verfügbares Beratungsangebot für alle Fachkräfte aus den Heilberufen (Tel. 0800 19 210 00). Die Weltgesundheitsorganisation (Sethi et al., 2018) hat diese individuelle Beratung von Angehörigen der Heilberufe, verbunden mit u. a. auf diesen Fällen aufbauenden Weiterbildungsangeboten in Form von E-Learning, als Erfolgsbespiel in der Unterstützung der Heilberufe im Kinderschutz in Europa bezeichnet[4]. Die Berater in der Kinderschutzhotline sind Mediziner, die speziell zu Fragen des Kinderschutzes geschult wurden und auch die Fortbildung zur insoweit erfahrenen Fachkraft durchlaufen haben.

Medizinische Kinderschutzhotline: Beratungsangebot für Fachkräfte der Heilberufe

- *§ 4 Abs. 3 KKG* enthält die eigentliche Befugnisnorm. Wenn die Personensorgeberechtigten nicht bereit oder in der Lage sind, an der Gefährdungseinschätzung oder Abwendung der Gefährdung mitzuwirken, oder das Tätigwerden des Jugendamts zur Gefahrenabwendung dringend erforderlich ist, sind Berufsgeheimnisträger zur Mitteilung an das Jugendamt befugt. Zu diesem Zweck dürfen auch die erforderlichen Klardaten der Betroffenen an das Jugendamt weitergegeben werden, ohne dass sich die Fachkraft wegen Verletzung der Schweigepflicht strafbar macht. Die Betroffenen sind vorab zu informieren, es sei denn, dass damit der wirksame Schutz des Kindes oder Jugendlichen infrage gestellt wird.

Befugnis zur Mitteilung an das Jugendamt

Merke

Grundsätzlich sei hervorgehoben, dass es im Sinne des Fortbestands des Vertrauensverhältnisses immer sinnvoll ist, das Kind bzw. den Jugendlichen darüber zu informieren, dass eine Meldung an das Jugendamt erfolgt, auch wenn dies rechtlich nicht notwendig wäre. Es sollten auch die eigenen Gründe bzw. Überlegungen dafür erklärt werden.

Dieses Informationsgebot gilt auch für die Bezugspersonen, sofern dies den Schutz des Kindes oder Jugendlichen nicht gefährdet.

Im Gespräch mit dem Kind bzw. Jugendlichen sollte auch darauf geachtet werden, dass, wenn klar wird, dass das Kind oder der Jugendliche Informationen preisgibt, die Sie als Fachperson nicht für sich behalten werden können, Sie explizit darauf hinweisen, dass Sie die Vertraulichkeit hier möglicherweise nicht aufrechterhalten können.

Das Kind/den Jugendlichen informieren, wenn Vertraulichkeit nicht aufrechterhalten werden kann

Bei der Datenweitergabe gemäß § 4 KKG ist Folgendes zu beachten: § 4 KKG berechtigt ausschließlich zur Weitergabe von Daten an das Jugendamt, nicht jedoch an andere Stellen, wie z. B. die Polizei. *Das Jugendamt ist der Adressat aller Informationen über eine drohende oder bereits vorhandene Kindeswohlgefährdung.* Erscheint die Einbeziehung von Polizei, Gericht oder einer anderen Person oder Stelle sinnvoll, ist dies nur

Jugendamt ist der Adressat aller Informationen über eine drohende oder bereits vorhandene Kindeswohlgefährdung

4 http://www.euro.who.int/en/health-topics/Life-stages/child-and-adolescent-health/news/news/2018/11/celebrating-success-and-inspiring-progress-on-world-day-for-the-prevention-of-child-abuse/child-maltreatment-prevention-country-success-stories

- mit Einwilligung des Kindes oder der Personensorgeberechtigten, falls das Kind selbst zu einer wirksamen Einwilligung noch nicht in der Lage ist *oder*
- nach den Voraussetzungen im Einzelfall zu prüfender Offenbarungsbefugnisse oder -pflichten bzw. eines rechtfertigenden Notstands (§ 34 StGB) möglich.

Merke

Ziel ist immer die Kooperation der Sorgeberechtigten

Grundsätzliches Ziel muss es sein, dass die Sorgeberechtigten bei der Klärung des Gefährdungsrisikos und bei dessen Beseitigung mitwirken und Hilfen akzeptieren. Wenn die Eltern jedoch nicht kooperationsbereit sind, sollten die Akteure im zivilrechtlichen Kinderschutz, also das Jugendamt und das Familiengericht, nicht erst dann einbezogen werden, wenn zahllose Ansätze, Behandlungs- und Motivationsversuche gescheitert sind und nur noch die Ultima Ratio der Inobhutnahme übrig bleibt.

Bruch der Schweigepflicht stets genau abwägen

Zu bedenken ist außerdem Folgendes: Auch wenn die Meldung an das Jugendamt bei Vorliegen gewichtiger Anhaltspunkte unter den Voraussetzungen des § 4 KKG in Bezug auf einen strafrechtlich sanktionierten Bruch der ärztlichen Schweigepflicht bedenkenlos, da befugt, erfolgen kann, sollten Angehörige der Heilberufe stets sehr genau abwägen, ob sie das hohe Gut der durch die Schweigepflicht geschützten Arzt-Patienten-Beziehung durch eine Mitteilung belasten wollen. Dabei ist zu berücksichtigen, dass auch Kinder ein zunächst zu respektierendes Recht auf Geheimhaltung vertraulicher Informationen haben. Die Vertraulichkeit ist eine Grundvoraussetzung für das Sich-Anvertrauen im Rahmen der Krankenbehandlung und Psychotherapie. Die Güterabwägung zwischen den Werten der Vertrauensbeziehung und dem Schutz der körperlichen und seelischen Unversehrtheit bleibt also ein im Einzelfall auszuleuchtendes Entscheidungsdilemma, das den Angehörigen von Heilberufen nicht abgenommen werden kann, auch wenn der Gesetzgeber im § 4 KKG entsprechende Befugnisse geschaffen hat. Wichtig ist, den Abwägungsprozess gut zu dokumentieren, sodass sichtbar wird, welche Überlegungen und Maßnahmen dem Bruch der Schweigepflicht vorausgingen (zu Schweigepflicht bei Berufsgeheimnisträgern ausführlich Kliemann, 2018a).

Abwägungsprozess bei Bruch der Schweigepflicht gut dokumentieren

2.1.4 Die S3-Leitlinie Kindesmisshandlung, -missbrauch, -vernachlässigung unter Einbindung der Jugendhilfe und Pädagogik (Kinderschutzleitlinie)

Bereits 1999 wurde die von der Deutschen Gesellschaft für Kinder- und Jugendpsychiatrie, Psychosomatik und Psychotherapie (DGKJP) verfasste AWMF-Leitlinie „Vernachlässigung, Misshandlung, sexueller Missbrauch“

veröffentlicht und in zwei folgenden Auflagen bis 2007 aktualisiert. Für die komplette Neuerstellung der Kinderschutzleitlinie übernahm 2014 die Deutsche Gesellschaft für Kinderschutz in der Medizin (DGKiM) die Koordination der sechs federführenden AWMF-Fachgesellschaften für Kinder- und Jugendmedizin (DGKJ), Kinder- und Jugendpsychiatrie, Psychosomatik und Psychotherapie (DGKJP), Kinderchirurgie (DGKCH), Sozialpädiatrie und Jugendmedizin (DGSPJ), Pädiatrische Radiologie (GPR) sowie Rechtsmedizin (DGRM). Als Klassifikationsstufe wurde S3 ausgewählt, d.h. es entstand eine sowohl auf Evidenz als auch Konsens basierte Leitlinie. Insgesamt 82 Gesellschaften, Verbände und Arbeitsgemeinschaften aus Medizin, Jugendhilfe, Politik, Pädagogik sowie Betroffenengruppen wurden in die Leitlinienerstellung einbezogen. Es kann daher nicht verwundern, dass die Erstellung der Leitlinie insgesamt fünf Jahre in Anspruch genommen hat. Ziel war es, alle in Kinderschutzprozessen beteiligten Fachkräfte einzubeziehen, um zu einer gemeinsamen Sprache und somit einer verbesserten Zusammenarbeit zu kommen.

Die Schwierigkeiten dieses Ansatzes beschreibt die Leitliniengruppe im Kapitel „Sprache als Herausforderung“ anschaulich am Bespiel des Begriffes der „Kindeswohlgefährdung“. Die Leitlinie legt die Definition des Begriffes durch den Bundesgerichtshof 1956 zugrunde, die ja die Entwicklungsprognose des Kindes ins Zentrum des Begriffes stellt. Dies ist seither auch der zentrale Handlungsmaßstab in der Gefährdungseinschätzung der Jugendhilfe nach § 8a SGB VIII. Abweichend hiervon sind Zeichen zurückliegender körperlicher oder emotionaler Misshandlung, der Vernachlässigung oder sexuellen Missbrauchs zunächst formal betrachtet lediglich Indikatoren eines erhöhten Risikos dafür, dass es auch in Zukunft zu weiteren Misshandlungen, Vernachlässigung oder Missbrauch kommen kann. Der Gesetzgeber nennt diese Indikatoren im SGB VIII und im Bundeskinderschutzgesetz „gewichtige Anhaltspunkte“. Vor allem im Gesundheitswesen wird aber oft von „Kindeswohlgefährdung“ gesprochen, wenn eigentlich diese medizinischen Befunde zurückliegender Ereignisse gemeint sind. Dies macht auch das ganze Ausmaß dieses gefährlichen Missverständnisses zwischen Gesundheitswesen auf der einen und Jugendhilfe und Familienrecht auf der anderen Seite klar: Wenn Mediziner beim Oberschenkelbruch eines Säuglings von einer „exzellenten Prognose“ sprechen, meinen sie in der Regel die Heilungschancen und die langfristige Belastbarkeit des betroffenen Knochens, nicht jedoch das Wiederholungsrisiko und die inhärente Lebensgefahr für das betroffene, misshandelte Kind. Insofern ist der teilweise leider auch in der Leitlinie selbst nicht durchweg stringent verwendete Begriff der „Kindeswohlgefährdung“ das prototypische Beispiel für fachliche Unterschiede, die wirksamer Kinderschutz überbrücken muss.

In Bezug auf die Finanzierung der Kinderschutzleitlinie kann diese als zukunftsweisend betrachtet werden. Die Tatsache, dass mit dem Bundesministerium für Gesundheit eine von Interessengruppen unabhängige Finanzierung gewonnen werden konnte, muss allen zukünftigen medizinischen Leitlinien als leuchtendes Vorbild gelten.

Die Entscheidung der Leitliniengruppe für die S3-Stufe und somit ein Maximum an Evidenz und Konsens ist einerseits zu begrüßen. Gerade im Kinderschutz, wo die Entscheidungen der handelnden Fachkräfte regelhaft Gegenstand der kritischen Überprüfung durch andere Beteiligte bis hin zu strafrechtlichen Verfahren werden, bietet ein Höchstmaß an wissenschaftlicher Begründbarkeit die bestmögliche Handlungssicherheit. Man nimmt dadurch aber unweigerlich in Kauf, zahlreiche in der Praxis gut evaluierte und wirksame Werkzeuge nicht mit formell ausreichender Evidenz bewerten und in Handlungsempfehlungen aufnehmen zu können. Somit finden sich im vorliegenden Leitfaden Hinweise und Empfehlungen, die in der Kinderschutzleitlinie nicht erwähnt werden. Dies ist nicht gleichzusetzen mit einem Mangel an Wissenschaftlichkeit, sondern liegt in den beschriebenen unterschiedlichen Funktionen einer übergreifenden Leitlinie und einem praxisnahen Leitfaden begründet. Um innerhalb des gewollten kurzen und prägnanten Formates dieses Leitfadens die Inhalte der Kinderschutzleitlinie den Lesenden nahezubringen, wurde im Text auf die entsprechenden Handlungsempfehlungen in der Kinderschutzleitlinie verwiesen. Die Langfassung der Kinderschutzleitlinie ist verfügbar unter www.kinderschutzleitlinie.de.

2.1.5 Strafrechtliche Regelungen

Im Strafgesetzbuch (StGB) sind Straftaten gegen die körperliche Unversehrtheit ab § 223 StGB ff. aufgeführt. Im strafrechtlichen Sinne muss eine substanzverletzende Einwirkung auf den Körper stattgefunden haben. Hier liegt auch die Abgrenzung zur emotionalen Misshandlung. Emotionale Misshandlungen (z. B. herabwürdigende Beschimpfungen, Demütigungen, Drohungen, Isolation) können unter Straftatbestände wie Beleidigung (§ 185 Strafgesetzbuch [StGB]) fallen. In der Praxis gibt es deswegen hierzu kaum Strafverfahren.

Keine Schutzaltersgrenzen bei Straftaten gegen die körperliche Unversehrtheit

Die meisten Straftaten gegen die körperliche Unversehrtheit sind Offizialdelikte

Anders als bei den Straftatbeständen zu Sexualdelikten sind bei Straftaten gegen die körperliche Unversehrtheit keine Schutzaltersgrenzen relevant. Jedoch handelt es sich wie bei den Straftaten gegen die sexuelle Selbstbestimmung bei den Misshandlungsstraftaten in nahezu allen Fällen um sogenannte Offizialdelikte, es gilt ein Ermittlungszwang. Eine einmal erstattete Anzeige kann nicht mehr zurückgezogen werden, eine Einstellung des Verfahrens erst durch die Staatsanwaltschaft erfolgen. Das heißt, dass eine „unverbindliche" Beratung mit der Polizei in solchen Fällen nicht möglich ist. Sobald Namen von Betroffenen genannt werden, muss von Amts wegen ermittelt werden.

Im Kontext des Kinderschutzes ist der § 225 StGB Misshandlung von Schutzbefohlenen zumeist die einschlägige Norm. Dieser stellt speziell Misshandlungen an Kindern und Jugendlichen unter Strafe, die der Fürsorge oder Obhut der misshandelnden Person unterstehen oder dieser Person von der fürsorgepflichtigen Person überlassen wurden, ihrem Hausstand angehören oder ihr im Rahmen eines Dienst- und Arbeitsverhältnisses untergeordnet sind. Damit sind vom Täterbegriff dieser Vorschrift insbesondere Eltern, Pflegeeltern, Betreuungspersonen, Pflegekräfte, aber auch Lebenspartner in häuslicher Gemeinschaft umfasst.

§ 225 StGB Misshandlung von Schutzbefohlenen im Strafrecht zumeist die einschlägige Norm

Tatbestandsmäßige Handlungen dieser Vorschrift sind:

- *Quälen:* Zufügen länger dauernder oder sich wiederholender Schmerzen oder Leiden körperlicher oder seelischer Art.
- *Misshandeln:* Rohes, d.h. besonders gefühlloses und erhebliches, Misshandeln.
- *Vernachlässigen:* Im Gegensatz zur zivilrechtlichen Bewertung, wo auch unverschuldetes Versagen der Eltern Anlass für Hilfen oder auch Schutzmaßnahmen darstellt, z.B. bei einer schweren psychischen Erkrankung von Eltern, die zu Erziehungsunfähigkeit oder massiven Einschränkungen in der Erziehungsfähigkeit führt, ist für die Strafverfolgung ein negatives, böswilliges Motiv Voraussetzung.

Körperliche und/oder psychische Vernachlässigung von Kindern und Jugendlichen wird in älteren rechtlichen Vorschriften auch immer noch als „Verwahrlosung" bezeichnet, z.B. in Art. 6 Abs. 3 GG: „Gegen den Willen der Erziehungsberechtigten dürfen Kinder nur aufgrund eines Gesetzes von der Familie getrennt werden, wenn die Erziehungsberechtigten versagen oder wenn die Kinder aus anderen Gründen zu verwahrlosen drohen." (Ausführlich zu strafrechtlichen Regelungen im Kinderschutz siehe Kliemann, 2018b.)

2.1.6 Rolle der Heilberufe bei Gericht

Für Angehörige der Heilberufe ist zu bedenken, dass ihre Befunde und Eindrücke eine Rolle in gerichtlichen Verfahren spielen können. So kann es bei Verfahren bezüglich Kindesmisshandlung und Vernachlässigung darum gehen, tatbedingte Folgen von vorstehenden Gesundheitsbelastungen und Entwicklungsstörungen abzugrenzen. Zentral ist deshalb eine gründliche Dokumentation von Befunden und Aussagen. Wichtig ist, dass diese vor Gericht allgemein verständlich erläutert und daraus abgeleitete Prognosen dargelegt werden, sodass das Gericht in die Lage versetzt wird, Schlüsse zu ziehen und Entscheidungen zu treffen.

Zentral bei Aussage vor Gericht sind allgemein verständliche Erläuterung und daraus abgeleitete Prognosen

Ärztliche und psychotherapeutische Befunde sowie ihre entsprechende Dokumentation unterliegen der Schweigepflicht. Diese gilt grundsätzlich auch gegenüber der Staatsanwaltschaft und den Gerichten (Zeugnisverweigerungsrecht nach § 53 Abs. 1 Nr. 3 StPO bzw. § 383 Abs. 1 Nr. 6 ZPO). Wenn jedoch eine Entbindung von der Schweigepflicht vorliegt, ist der Behandelnde zur Herausgabe der Krankenunterlagen und zur Zeugenaussage vor Gericht verpflichtet (§ 385 Abs. 2 ZPO). Eine Entbindung von der Schweigepflicht führt also zur Aussagepflicht. Wird das Zeugnis vor Gericht in solchen Fällen ohne gesetzlichen Grund verweigert, kann ein Ordnungsgeld verhängt werden (vgl. Pollak & Fegert, 2017).

2.2 Prävention durch Frühe Hilfen

Ursprünglich angestoßen durch tragische Kinderschutzfälle sind mit der Entwicklung der Frühen Hilfen mittlerweile tragfähige lokale Netzwerkstrukturen entstanden, die eine interdisziplinäre und präventive Unterstützung von jungen Familien systematisch sicherstellen. Neben der flächendeckenden und nachhaltigen Etablierung von systematischen Kooperations- und Vernetzungsstrukturen ist der Auf- und Ausbau eines breiten und interdisziplinär zusammengesetzten Angebotsrepertoires vor Ort zentrales Qualitätsmerkmal Früher Hilfen. Die Verabschiedung des Bundeskinderschutzgesetzes am 01.01.2012, u.a. mit der nachhaltigen Finanzierung kommunaler Netzwerkarbeit, stellt einen vorläufigen Endpunkt in der Etablierung der Frühen Hilfen dar. Der präventive und niedrigschwellige Zugang Früher Hilfen ist zentrales Qualitätsmerkmal für den Kinderschutz.

L1 **Leitlinie 1: Prävention durch Frühe Hilfen**

- *Kindeswohlgefährdung vermeiden:* Versuchen Sie, in der Arbeit mit den Familien Risiken für das Wohl und die Entwicklung des Kindes frühzeitig wahrzunehmen und diesen durch Weitervermittlung bzw. Anbindung an geeignete Hilfen und Versorgung entgegenzuwirken. Bei einer Gefährdung des Kindeswohls ergreifen Sie weitere Maßnahmen zum Schutz des Kindes.
- *Gefährdete Kinder schützen:* Erkennen, Beurteilen, Handeln und Überprüfen einer möglichen Kindeswohlgefährdung (vgl. Kinderschutzleitlinie, Handlungsempfehlung 12).
- *Fallübergreifende Netzwerk-Kooperation:* Nutzen und fördern Sie eine verbindliche Zusammenarbeit der zuständigen Institutionen im Kinderschutz. Dazu gehören Wissen über das jeweilige Angebots- und Aufgabenspektrum vor Ort sowie abgestimmte Verfahrenswege für die Kooperation im Einzelfall. Neben der Kinder- und Jugendhilfe (Einrichtungen und Dienste gemäß SGB VIII) und dem Gesundheitssystem (mit Kliniken und niedergelassenen Ärzten oder Psychotherapeuten) sind etwa die Schwangerenberatung, Frühförderung, Familienbildungsstätten, sogenannte frauenparteiliche Einrichtungen und Dienste (Frauenhäuser), Sozialpädiatrische Zentren, Schulen sowie auch Familiengerichte, Polizei- und Ordnungsbehörden bzw. Agenturen für Arbeit idealerweise Teil eines lokalen Netzwerkes (vgl. Kinderschutzleitlinie, Handlungsempfehlung 14).

- *Beachtung der Partizipationsrechte:* Betroffene haben das Recht, in alle sie betreffenden Belange und Entscheidungen einbezogen zu werden (vgl. Kinderschutzleitlinie, Handlungsempfehlung 1).
- *Aus Fehlern lernen:* Reflektieren Sie Fallverläufe regelmäßig (nutzen Sie z. B. auch anonyme Fallbesprechungen im lokalen Netzwerk Frühe Hilfen) und holen Sie sich aktiv Rückmeldungen aller Beteiligten ein. Überprüfen Sie Fallverläufe im Blick auf Verbesserungsbedarfe.

Gemäß der Definition des wissenschaftlichen Beirats des Nationalen Zentrums Frühe Hilfen (NZFH, 2016) „bilden Frühe Hilfen lokale und regionale Unterstützungssysteme mit koordinierten Hilfsangeboten für Eltern und Kinder ab Beginn der Schwangerschaft und in den ersten Lebensjahren" mit Schwerpunkt 0 bis 3 Jahre. Angebote Früher Hilfen richten sich an *alle* (werdenden) Eltern und ihre Kinder und sind gleichermaßen universell präventiv als auch selektiv angelegt. Neben alltagspraktischer Unterstützung ist Ziel insbesondere auch die Förderung elterlicher Beziehungs- und Erziehungskompetenzen. Damit geht einher, „dass Risiken für das Wohl und die Entwicklung des Kindes frühzeitig wahrgenommen und reduziert werden. Wenn die Hilfen nicht ausreichen, eine Gefährdung des Kindeswohls abzuwenden, sorgen Frühe Hilfen dafür, dass weitere Maßnahmen zum Schutz des Kindes ergriffen werden" (NZFH, 2016). Tatsächlich bieten Frühe Hilfen, etwa durch frühe Unterstützung und Stärkung der Kompetenzen bei überforderten oder psychosozial belasteten Eltern, eine hohe Chance drohende Misshandlung und/oder Vernachlässigung abzuwenden oder zumindest abzupuffern.

Damit geht einher, „dass Risiken für das Wohl und die Entwicklung des Kindes frühzeitig wahrgenommen und reduziert werden. Wenn die Hilfen nicht ausreichen, eine Gefährdung des Kindeswohls abzuwenden, sorgen Frühe Hilfen dafür, dass weitere Maßnahmen zum Schutz des Kindes ergriffen werden" (NZFH, 2016).

Eine der entscheidenden Errungenschaften aus dem Prozess der Etablierung der Frühen Hilfen ist die konsequente Umsetzung der Erkenntnis, dass insbesondere hoch belastete Familien mit Säuglingen und Kleinkindern nicht mit einer isolierten Maßnahme und nicht mit den Kompetenzen einer einzelnen fachlichen Disziplin oder Zuständigkeit allein adäquat unterstützt und versorgt werden konnten (Ziegenhain et al., 2010). Vielmehr geht es nun darum, Unterstützung und Versorgung interdisziplinär abzustimmen und gemäß den individuell unterschiedlichen Bedürfnissen von Familien „passgenau" vorzuhalten. Die mittlerweile flächendeckende Etablierung von lokalen Netzwerkstrukturen ist wichtige Basis für die interdisziplinäre Zusammenarbeit in den Frühen Hilfen vor Ort.

Hilfreiche Materialien

Frühe Hilfen sind Modell für lokale Netzwerkstrukturen und ein interdisziplinäres Angebotsrepertoire jenseits der Altersgruppe der 0- bis 3-Jährigen und ihrer Familien. Zahlreiche Materialien finden Sie auf der Homepage des Nationalen Zentrums Frühe Hilfen (NZFH): https://www.fruehehilfen.de/serviceangebote-des-nzfh/materialien/.

2.3 Traumaanamnese

L2 Leitlinie 2: Traumaanamnese

- *Aktive, systematische Exploration:* Erfragen Sie die Traumaanamnese bei allen Kindern und Jugendlichen, die zur Abklärung einer psychischen Störung vorgestellt werden, aktiv und systematisch.
  Empfehlung: Benennen und erfragen Sie anhand einer Ereignisliste potenzielle traumatische Erlebnisse, wie Misshandlung, Vernachlässigung, sexuellen Missbrauch, Naturkatastrophen, schlimme Unfälle etc., explizit (vgl. Kinderschutzleitlinie, Handlungsempfehlung 24).
- *Risikogruppen für Misshandlung:* Berücksichtigen Sie das Wissen über hinsichtlich Misshandlung besonders gefährdete Hochrisikogruppen, wie etwa Kinder in Fremdunterbringung oder Kinder von Eltern mit psychischen Störungen, beim Erheben der Traumaanamnese.
- *Therapeutische Haltung:* Eine freundlich zugewandte, offene, interessierte jedoch neutrale Haltung vermittelt Kindern und Jugendlichen die Sicherheit, Raum und Gelegenheit für Mitteilungen und Schilderungen über belastende Erlebnisse zu haben (Kinderschutzleitlinie, Handlungsempfehlung 9).
- *Primat der Sicherheit:* Treffen Sie bei positiver Traumaanamnese eine Einschätzung der aktuellen Situation, der Gefährdung und Sicherheit des betroffenen Kindes und leiten Sie ggf. Sofortmaßnahmen ein (vgl. Leitlinie 3 in Kapitel 2.4 und Leitlinie 4 in Kapitel 2.5).
- *Symptomscreening und weiterführende Psychodiagnostik:* Führen Sie bei positiver Traumaanamnese ein Belastungsscreening anhand standardisierter Screening-Fragebögen durch. Relevante Symptombereiche sind dabei posttraumatische Stresssymptomatik sowie weitere internalisierende und externalisierende Symptomatik. Leiten Sie bei Auffälligkeiten in den Screening-Bögen einen ausführlichen psychodiagnostischen Prozess anhand standardisierter Instrumente (Fragebögen, Klinische Interviews) ein (vgl. Leitlinie 11 in Kapitel 2.12).

Vorstellung betroffener Kinder und Jugendlicher häufig aufgrund unspezifischer psychischer Symptomatik

Kinder und Jugendliche mit Misshandlungs- und Vernachlässigungserfahrungen werden im kinder- und jugendlichenpsychotherapeutischen oder kinder- und jugendpsychiatrischen Bereich häufig zunächst aufgrund einer unspezifischen Symptomatik vorgestellt. In vielen Fällen bringen Patienten und ihre Bezugspersonen die vorherrschende Symptomatik nicht mit den Misshandlungserfahrungen in Zusammenhang, bzw. ist ihnen nicht immer bewusst, dass die Erfahrungen als Misshandlung oder Vernachlässigung einzuordnen sind. Hinzu kommt ein großes Dunkelfeld, da betroffene Kinder und Jugendliche sich nicht offenbaren oder Misshandlung und Vernachlässigung nicht als solche erkannt werden. Auch Kinder und Jugendliche, die auf Anraten von Institutionen, wie beispielsweise der Schule oder auch des Jugendamtes, vorgestellt werden, haben möglicherweise bislang noch nicht über ihre Misshandlungserfahrungen gesprochen und den Zusammenhang zu ihrer Vorstellung nicht hergestellt. Weiterhin spielen Angst und Scham in Zusammenhang mit Misshandlung und Vernachlässigung sowie beim Sprechen darüber eine große Rolle. Daher ist es wichtig, Kinder und Jugendliche aktiv nach Misshandlung, Vernachlässigung und Missbrauch zu fragen. Hiermit wird den Kindern und Jugendlichen signalisiert, dass die Untersuchenden sich mit diesen Themen auskennen, dass das Kind/der Jugendliche dies in diesem Rahmen gut besprechen kann. Das systematische Erheben der Traumaanamnese innerhalb jedes Erstgesprächs anhand eines standardisierten Erhebungsbogens (vgl. Kapitel 4) ist sehr zu empfehlen. Die Fragen nach den potenziell traumatischen Ereignissen, so auch Misshandlung und Vernachlässigung, sollten verhaltensnah und konkret gestellt werden. Weiterhin ist es hilfreich, den Zeitpunkt bzw. Zeitraum des Geschehenen sowie das damalige Alter des Kindes mit zu erheben.

Ergeben sich im Gespräch Hinweise auf Misshandlung und Vernachlässigung, ist es wichtig, direkt, mit dem Ziel die aktuelle Situation, Sicherheitslage und Gefährdung einschätzen zu können und ggf. Sofortmaßnahmen einleiten zu können, zumindest orientierend weiter zu explorieren (vgl. Leitlinie 3 in Kapitel 2.4 und Leitlinie 4 in Kapitel 2.5). Dem berichtenden Kind oder Jugendlichen sollte hierbei durch eine freundlich zugewandte, interessierte, jedoch nicht alarmierte Haltung und durch offenes Nachfragen signalisiert werden, dass es sich dabei um wichtige Informationen für die Planung der Unterstützung handelt. In diesem frühen Stadium ist es jedoch noch nicht empfehlenswert, eine Bewertung oder Aufarbeitung mit dem Kind anzustreben.

Screening mit standardisierten Instrumenten

Zur ersten groben Einschätzung der möglichen Belastung des betroffenen Kindes oder Jugendlichen ist ein Screening bezüglich posttraumatischer Stresssymptomatik sowie weiteren internalisierenden und externalisierenden Verhaltensauffälligkeiten zu empfehlen. Hierfür sollten standardisierte Instrumente verwendet werden (vgl. Kapitel 3). Zeigen sich im Screening Auffälligkeiten, sollte ein ausführlicher psychodiagnostischer Prozess eingeleitet werden (vgl. Leitlinie 11 in Kapitel 2.12).

Hilfreiche Materialien

- *Checkliste (potenzieller) Traumata* (vgl. M02 auf S. 93).
- *Diagnose-Checkliste Trauma- und belastungsbezogene Störungen* (DCL-TBS, SBB-TBS, FBB-TBS; Bestandteil von DISYPS-III; Döpfner & Görtz-Dorten, 2017; vgl. Kapitel 3.1.1.2).

- *Child and Adolescent Trauma Screening Questionnaire* (CATS; Berliner & Goldbeck, 2014; vgl. Kapitel 3.1.1.1 und M03 auf S. 97).
- *Essener Trauma-Inventar* für Kinder und Jugendliche (ETI-KJ; Tagay, Düllmann, Hermans, Repic, Hiller & Senf, 2011; vgl. Kapitel 3.1.1.3).
- *Children's Revised Impact of Event Scale* (CRIES; Perrin et al., 2005; vgl. Kapitel 3.1.1.4).
- *Trauma-Screeningbogen* für Kinder (TSK-10; Kenardy, Spence & Macleod, 2006; deutsche Übersetzung Goldbeck & Besier, 2007; vgl. Kapitel 3.1.1.5).

2.4 Klärung von Hinweisen auf Kindeswohlgefährdung und Gefährdungseinschätzung

Ergeben sich im Rahmen der Behandlung von Kindern und Jugendlichen Hinweise auf Misshandlung und Vernachlässigung, sollten bei der weiteren Klärung die in Leitlinie 3 angeführten Aspekte berücksichtigt werden.

L3 Leitlinie 3: Klärung von Hinweisen auf Kindeswohlgefährdung und Gefährdungseinschätzung

- *Hinweise ernst nehmen:* Nehmen Sie Hinweise auf Misshandlung oder Vernachlässigung, die Kinder bzw. Jugendliche oder auch Bezugspersonen beim Erheben der Traumaanamnese oder spontan im Gespräch äußern, ernst. Aufgrund der großen Bedeutung für die Sicherheit der Kinder bzw. Jugendlichen sowie für das klinische Vorgehen sollten die Hinweise im Gespräch aufgegriffen und geklärt werden (vgl. Kinderschutzleitlinie, Handlungsempfehlung 2).
- *Geschützte Gesprächsbedingungen schaffen:* Das Gespräch mit dem Kind bzw. Jugendlichen sollte in ruhiger, vertrauensvoller Atmosphäre und, um suggestive Einflüsse durch Dritte zu vermeiden, möglichst unter vier Augen erfolgen. Jüngere Kinder fühlen sich in Begleitung einer Vertrauensperson jedoch oftmals wohler. Achten Sie darauf, Einflüsse dieser Person auf das Gespräch und die Äußerungen des Kindes minimal zu halten. Auch wenn sich ein Kind spontan an Sie wendet, um Ihnen etwas mitzuteilen, sollten Sie ausreichend Zeit und Raum hierfür zur Verfügung stellen. Wenn unaufschiebbare Dinge einem ruhigen Gespräch im Wege stehen, teilen Sie dies dem Kind mit, vereinbaren Sie einen späteren, zeitnahen Termin, und gehen Sie aktiv auf das Kind zu (vgl. Kinderschutzleitlinie, Handlungsempfehlung 5).
- *Therapeutische Haltung:* Offen, interessiert, authentisch und emotional beteiligt sein, ohne zu dramatisieren und zu werten. Vorsichtiger Umgang mit Körperkontakt.
- *Nicht werten oder zweifeln:* Von zentraler Bedeutung sind die Mitteilungen der betroffenen Kinder bzw. Jugendlichen, die Sie zunächst weder bewerten noch in Zweifel ziehen sollten.
- *Konkret nachfragen:* Fordern Sie betroffene Kinder bzw. Jugendliche dazu auf, die Misshandlungserfahrungen mit dem Ziel einer klinischen Einschätzung von Art und Ausmaß möglichst verhaltensnah und konkret zu beschreiben, und unterstützen Sie sie dabei

ihrem Entwicklungsstand angemessen. Misshandlung und Vernachlässigung sollten als solche benannt und auf der sprachlichen Ebene der Kinder bzw. Jugendlichen erklärt werden.

- *Nicht detektivisch ermitteln:* Die klinische Exploration der Misshandlung bzw. Vernachlässigung ist keine Ermittlungstätigkeit und daher von einer forensischen Befragung und Abklärung zu trennen! Ziel der klinischen Abklärung ist, anders als bei der forensischen Zeugenbefragung, nicht die umfassende Aufzeichnung eines Tatbestandes im Sinne einer Beweissicherung. Es reicht zunächst aus, die Misshandlung anhand eines Indexereignisses zu beschreiben. Vermeiden Sie suggestive oder drängende Fragen bzw. Bemerkungen im Interesse einer Klärung des Verdachts und seiner möglichen klinischen Folgen. Offene Fragen signalisieren aber die Bereitschaft, weiter zuzuhören. Von unspezifischen Symptomen kann nicht auf Misshandlung oder Vernachlässigung geschlossen werden. Entscheidend sind daher der Bericht der Betroffenen oder anderer Zeugen sowie ggf. körperliche Befunde (vgl. Leitlinie 12 in Kapitel 2.13).
- *Rechtliche Konsequenzen erklären:* Die klinische Exploration dient in erster Linie der klinischen Diagnostik und der Indikationsstellung für therapeutische Interventionen. Sie ersetzt keine forensische Abklärung und ist daher nicht darauf angelegt, Standards einer Zeugenbefragung zu erfüllen. Gleichwohl können Informationen über Misshandlung, die im klinischen Kontext gewonnen wurden, u. U. für die Einschätzung einer Kindeswohlgefährdung in familiengerichtlichen Verfahren oder in einem laufenden bzw. späteren Strafermittlungsverfahren gegen den Beschuldigten Bedeutung erlangen. Über die rechtlichen Konsequenzen von Misshandlung und über sich daraus ergebende Optionen (vgl. Kapitel 2.1) sollten betroffene Kinder, Jugendliche und ihre Angehörigen daher auch im klinischen Kontext aufgeklärt werden (vgl. Kinderschutzleitlinie, Handlungsempfehlung 3).
- *Keine voreiligen Zusagen oder Versprechen:* Machen Sie keine Zusagen oder Versprechen, die nicht eingehalten werden können, wie z. B. absolute Vertraulichkeit (vgl. Kinderschutzleitlinie, Handlungsempfehlung 4).
- *Körperliche Diagnostik veranlassen:* Verletzungen sowie Mangelerscheinungen sollten ausgeschlossen bzw. versorgt werden. Weiterhin können körperliche Befunde zur Klärung eines Misshandlungs- oder Vernachlässigungsverdachts beitragen (vgl. Leitlinie 12 in Kapitel 2.13).
- *Anhaltspunkte für eine Gefährdung der Betroffenen:* Folgende Checkliste gibt Anhaltspunkte für die Einschätzung einer akuten Gefährdung der betroffenen Kinder oder Jugendlichen (vgl. Kinderschutzleitlinie, Handlungsempfehlung 25):
  - Gibt es eine schützende sorgeberechtigte Bezugsperson?
  - Gibt es Hinweise auf ein Andauern der Misshandlung bzw. Vernachlässigung?
  - Gibt es körperliche Gefährdungsaspekte (schwere Verletzungen, Gefahr der Dehydration, ...)?
  - Hat das betroffene Kind regelmäßigen Kontakt zur angeschuldigten Person?
  - Ist das betroffene Kind von der angeschuldigten Person abhängig?
  - Hat das betroffene Kind ausreichende Möglichkeiten, Schutz vor weiteren gewaltsamen Übergriffen selbst herbeizuführen, z. B. durch die Veranlassung einer Inobhutnahme?
  - Besteht eine Selbstgefährdung des betroffenen Kindes oder Jugendlichen, z. B. durch Trebegängerei, Suizidalität oder Drogenkonsum?
  - Ist erkennbar, dass weitere Kinder durch den oder die Beschuldigten gefährdet sind?
- *Gefährdungseinschätzung systematisieren:* Standardisierte Risikobögen und -checklisten helfen, die Einschätzung der aktuellen Situation, der Sicherheitslage sowie Gefährdung der betroffenen Kinder und Jugendlichen zu systematisieren, nichts zu übersehen und Aspekte zu gewichten.

- *Gefährdungseinschätzungen nicht allein treffen:* Halten Sie Rücksprache innerhalb der eigenen Institution und/oder mit der insoweit erfahrenen Fachkraft. Ist die Gefährdungslage nicht auflösbar, involvieren Sie das Jugendamt (vgl. Kinderschutzleitlinie, Handlungsempfehlung 16).

Hinweise ernst nehmen

Hinweise auf Misshandlung oder Vernachlässigung können bereits bei der Erstvorstellung bzw. Aufnahme jedoch auch erst im Laufe der Behandlung aufkommen. Hinweisgeber können dabei die Kinder und Jugendlichen selbst, ihre Bezugspersonen oder weitere Personen aus ihrem Umfeld sein. Aufgrund der aus Misshandlung und Vernachlässigung resultierenden potenziellen Gefährdung für Leib, Leben sowie geistige Entwicklung und Gesundheit der betroffenen Kinder und Jugendlichen sollte diesen Hinweisen immer direkt nachgegangen werden. Zentral sind hierbei die Angaben der Kinder und Jugendlichen selbst – so sie aufgrund von Alter, Entwicklungsstand und Situation willens und fähig sind, Angaben zu machen. Unterstützend können hierbei die vom Therapeuten gestalteten Rahmenbedingungen, die Atmosphäre des Gesprächs, die therapeutische Haltung wirken.

Primat der Sicherheit

Die Sicherheit des betroffenen Kindes oder Jugendlichen muss in jedem Fall eingeschätzt werden und behält bei allen weiteren Schritten in der Behandlungs- und Interventionsplanung Vorrang. Es ist unwahrscheinlich, dass Kinder und Jugendliche in einer absolut sicheren Umgebung aufwachsen. Jedoch sollte ein vernünftiges Ausmaß an Sicherheit angestrebt werden, bevor mit der Behandlung etwaiger Folgeerscheinungen begonnen wird. Die Erfolgsaussichten jeglichen therapeutischen Ansatzes sind bei andauernden Gefährdungsaspekten und Sicherheitsproblemen gering bis nicht vorhanden.

Multiple Viktimisierung beachten

Misshandlung und Vernachlässigung geschehen in den meisten Fällen wiederholt und über einen längeren Zeitraum hinweg. Häufig werden Kinder Opfer nicht nur einer, sondern mehrerer verschiedener Misshandlungsformen (körperliche Misshandlung, emotionale Misshandlung, körperliche Vernachlässigung, emotionale Vernachlässigung und sexueller Missbrauch; vgl. Kapitel 1.2). Dieses Wissen sollte bei der Einschätzung der möglichen aktuellen und zukünftigen Gefährdung des Kindes bzw. Jugendlichen berücksichtigt werden.

Körperliche Diagnostik veranlassen

Körperliche Folgeerscheinungen sollten ausgeschlossen bzw. behandelt werden sowie die körperlichen Befunde bei der Einschätzung der Gefährdungslage berücksichtigt werden. Daher ist, falls noch nicht erfolgt, in jedem Fall eine körperliche Untersuchung des Kindes bzw. Jugendlichen einzuleiten (vgl. Leitlinie 12 in Kapitel 2.13). Der untersuchende Kollege ist über den Verdacht der Misshandlung bzw. Vernachlässigung zu unterrichten und ein Austausch nach der Untersuchung zur gemeinsamen Einschätzung der Lage sowie der Gefährdung zu planen.

Weiterhin sind mögliche Loyalitätskonflikte der Kinder bzw. Jugendlichen zu Beschuldigten aus ihrer Familie oder ihrem sozialen Umfeld zu beachten. Wenn das Kind sich aus Abhängigkeit oder Loyalität gegenüber der misshandelnden oder vernachlässigenden Person nicht selbst schützen kann, müssen Maßnahmen zum Schutz des Kindes im Einvernehmen mit einem schützenden Sorgeberechtigten oder einem Ergänzungspfleger des Kindes abgestimmt und realisiert werden.

Die Einschätzung der Situation und der Gefährdung des Kindes ist komplex und bedarf vieler Abwägungen, die gut dokumentiert werden sollten (vgl. Leitlinie 5 in Kapitel 2.6). Hilfreich zur Systematisierung der Hinweise, Abwägungen und der Dokumentation sind standardisierte Checklisten und Risikoeinschätzungsbögen (vgl. M04 auf S. 103). Dringend empfohlen ist, Rücksprache zu halten, wenn möglich innerhalb der Institution, und mit der insoweit erfahrenen Fachkraft (vgl. Kapitel 2.1).

Gefährdungseinschätzung nicht alleine treffen

Zu beachten ist, dass es Situationen gibt, in denen Handlungen bzw. Unterlassungen die Erheblichkeitsschwelle für eine Kindeswohlgefährdung (vgl. Kapitel 1.1) nicht überschreiten, aber trotzdem eine behandlungsbedürftige Belastung des Kindes bzw. Jugendlichen durch die Handlung oder Unterlassung vorliegt.

2.5 Vorgehen bei Kindeswohlgefährdung

Das Vorgehen im Fall einer Kindeswohlgefährdung ist durch das Bundeskinderschutzgesetz geregelt. Eine ausführliche Darstellung dieser rechtlichen Rahmenbedingungen enthält das Kapitel 2.1. Die folgende Leitlinie bezieht sich auf dieses Kapitel und fokussiert auf das konkrete Handeln im Kinderschutzfall.

L4 Leitlinie 4: Vorgehen bei Kindeswohlgefährdung

- *Priorität von Schutzmaßnahmen:* Priorisieren Sie die Sicherheit der Betroffenen und Schutzmaßnahmen bei einer anhaltenden Gefährdungslage über die gesamte Klärungs-, Diagnostik- und Interventionsphase. Therapeutische oder pädagogische Hilfen können nur greifen, wenn die betroffene Person ausreichend geschützt ist.
- *Stufenweises Vorgehen:* Prüfen eigener Mittel zur Gefährdungsabwehr, Hinwirken auf die Inanspruchnahme von Hilfen, Mitteilung an das Jugendamt (vgl. Kinderschutzleitlinie, Klinischer Konsensuspunkt 15).
- *Rechtsanspruch auf Beratung:* Laut Bundeskinderschutzgesetz besteht für Berufsgeheimnisträger wie Ärzte und Therapeuten ein Anspruch auf Beratung zur Gefährdungseinschätzung sowie zum Vorgehen in Kinderschutzfällen.
- *Vernetzung und Kooperation:* Kinderschutzfälle können nicht allein gelöst werden, interdisziplinäre Zusammenarbeit ist zwingend notwendig.

Gestuftes Vorgehen im Kinderschutzfall

Im Falle einer bestehenden Kindeswohlgefährdung ist ein gestuftes Vorgehen vorgesehen (vgl. auch M01 in Kapitel 4). Zunächst ist zu prüfen, ob die eigenen Mittel des Therapeuten bzw. Arztes ausreichen, die Gefährdung des Kindeswohls abzuwenden. Hierzu gehört, mit den Sorgeberechtigten ins Gespräch zu gehen (vgl. Leitlinie 6 in Kapitel 2.7), die Sorgen um das Wohl des Kindes sowie Befunde, die auf eine Gefährdung hinweisen, anzusprechen und darauf hinzuwirken, dass Unterstützungs- und Hilfsmaßnahmen, z.B. Hilfen des Jugendamtes, in Anspruch genommen werden. Ggf. sollten die Familien dabei unterstützt werden, Kontakt zu den entsprechenden Stellen oder Institutionen aufzunehmen und die Hilfen anzubahnen. Eine pseudonymisierte Beratung durch eine insoweit erfahrene Fachkraft ist sehr zu empfehlen. Mit der Fachkraft können die Hinweise auf Kindeswohlgefährdung besprochen und die Einschätzung der Gefährdung diskutiert werden. Weiterhin können die nächsten Schritte und das weitere Vorgehen mit der Fachkraft vorbesprochen werden. Sind die Sorgeberechtigten nicht bereit, Hilfen anzunehmen, und die Gefährdungsabwehr ist somit aus eigenen Mitteln nicht möglich, sind Ärzte und Therapeuten befugt, ihre Schweigepflicht zu brechen und sich an das zuständige Jugendamt zu wenden (vgl. Kapitel 2.1), um beispielsweise die Inobhutnahme des Kindes bzw. Jugendlichen als Schutzmaßnahme einzuleiten. Die Sorgeberechtigten müssen mit der Kontaktaufnahme zum Jugendamt *nicht* einverstanden sein, müssen jedoch darüber informiert werden, falls dies nicht die Sicherheit des Kindes gefährden würde. Es ist dringend empfohlen, spätestens vor dieser Kontaktaufnahme gegen den Willen der Sorgeberechtigten den Rechtsanspruch auf Beratung durch eine insoweit erfahrene Fachkraft in Anspruch zu nehmen. Die Ergebnisse dieser Beratung sowie die Güterabwägung, die die Meldung ans Jugendamt begründet, sind unbedingt zu dokumentieren.

Sollten die Sorgeberechtigen einer begründeten Inobhutnahme widersprechen oder durch ihr Verhalten das Wohl ihres Kindes gefährden, sind familiengerichtliche Maßnahmen im Rahmen der §§ 1666, 1666a BGB in Verbindung mit § 8a SGB VIII einzuleiten, die in der Regel im Rahmen einer Mitteilung des Jugendamts an das zuständige Familiengericht nach § 8a KJHG erfolgen. Gefährdungslagen von Kindern und Jugendlichen können jedoch auch direkt von Therapeuten und Ärzten oder anderen Professionellen beim Familiengericht zur Anzeige gebracht werden, wenn der Weg über das Jugendamt nicht zielführend war (vgl. Kapitel 2.1).

Hilfreiche Materialien

Exemplarischer Entscheidungsbaum: Vorgehen bei Hinweisen auf Kindeswohlgefährdung durch sexuellen Missbrauch, Vernachlässigung oder Misshandlung (vgl. M01 auf S. 92 im Kapitel 4).

2.6 Dokumentation der Hinweise auf Misshandlung und Vernachlässigung

L5 Leitlinie 5: Dokumentation der Hinweise auf Misshandlung und Vernachlässigung

- *Hinweise genau dokumentieren:* Dokumentieren Sie Hinweise auf Misshandlung und/oder Vernachlässigung schriftlich. Wenn es eine mündliche Aussage eines Kindes oder Jugendlichen gab, halten Sie diese möglichst wortgetreu fest. Beschreiben Sie auch die Umstände, unter denen die Informationen erhoben wurden.
- *Verhaltensweisen des Kindes konkret beschreiben:* Dokumentieren Sie sämtliche Verhaltensweisen, die in Bezug auf die Misshandlungs- oder Vernachlässigungserfahrungen bedeutsam scheinen, konkret und mit Einordung in den Kontext.
- *Dokumentation äußerer Faktoren:* Halten Sie äußere Faktoren in chronologischer Form fest. Hierzu gehören: Beteiligung von Personen (wurde z. B. eine insoweit erfahrene Fachkraft hinzugezogen?), kontaktierte Institutionen, Zeitabläufe, Entscheidungen und Vereinbarungen.
- *Dokumentation der Güterabwägung bei Meldung an das Jugendamt gegen den Willen der Sorgeberechtigten:* Wenn Sie eine Meldung an das Jugendamt machen, dokumentieren Sie den Prozess der zu der Entscheidung führte.

Dokumentation in der Fallbearbeitung ist zwingend notwendig und erfüllt mehrere Zwecke. Für den Therapeuten dient sie dem Nachweis der Durchführung von Diagnostik und Intervention, des Einhaltens von Standards und Verfahrensabläufen sowie der Beschreibung und Reflexion eigener Eindrücke.

Für das betroffene Kind hat eine gute Falldokumentation eine zentrale Bedeutung für die Weiterbearbeitung des Falles durch andere Institutionen. So können durch eine gute Dokumentation Hinweiszeichen in zeitlichen Kontext gebracht und nachvollzogen werden, welche Entwicklungen es beim Kind gegeben hat, und wie die Zusammenarbeit mit anderen Akteuren im Kinderschutz erfolgte. Zudem erspart eine umfassende Dokumentation die Neuerhebung von Informationen der Betroffenen und kann damit deren Belastung reduzieren.

Eine besondere Bedeutung haben spontane Äußerungen des Kindes. Diese sind möglichst wortgetreu zu erfassen, weil sich hierdurch ein weitgehend unverfälschtes Bild des Erlebten ergibt.

Verhaltensauffälligkeiten sollten möglichst beschreibend dokumentiert werden. Da es keine Verhaltensweisen gibt, die spezifisch auf eine bestimmte Art von Misshandlung hinweisen, sind diese nur im Gesamtkontext und mit Vorsicht zu interpretieren.

Grundsätzlich sollte in der Dokumentation klar zwischen konkreten Befunden und eigenen Interpretationen/Einschätzungen unterschieden werden.

Im Umgang mit Hinweisen auf Misshandlung und Vernachlässigung sind stets die Interessen der betroffenen Kinder und Jugendlichen in den Vordergrund zu stellen, insbesondere die Klärung ihres Hilfebedarfs und die Einleitung ggf. indizierter therapeutischer Interventionen. Die Dokumentation von Hinweisen auf Misshandlung und Vernachlässigung im klinischen Kontext kann eine forensische Evaluation nicht ersetzen, jedoch auch nach Ablauf einiger Zeit noch einmal an Bedeutung gewinnen (z. B. im Rahmen von Gerichtsverfahren). Um dem Verlust von Einzelheiten durch Erinnerungslücken entgegenzuwirken, sollten die Hinweise zeitnah und authentisch mit Angabe des Kontextes in der Patientenakte dokumentiert werden.

Wenn die Befugnisnorm angewendet wird und eine Meldung an das Jugendamt gegen den Willen der Sorgeberechtigten erfolgt, ist es wichtig, die Güterabwägung zwischen dem Schutz der Elternrechte (vgl. Artikel 6 GG) und dem Kindeswohl zu dokumentieren. Es sollte festgehalten werden, warum man zu der Auffassung gelangt ist, nur auf diese Weise der Kindeswohlgefährdung begegnen zu können. Absprachen, die den Entscheidungsprozess begleitet und beeinflusst haben, zum Beispiel die Beratung durch eine insoweit erfahrene Fachkraft, sollten ebenfalls in der Dokumentation enthalten sein.

Wenn die Meldung mit Zustimmung des Kindes und/oder der Sorgeberechtigten erfolgt, ist die Schweigepflichtentbindung schriftlich festzuhalten. Bei ausreichender Einsichts- und Urteilsfähigkeit können auch Minderjährige wirksam einwilligen (im Übrigen auch gegen den Willen der Sorgeberechtigten). Es gibt hier keine festen Altersgrenzen. Die schweigepflichtige Person muss individuell prüfen, ob die minderjährige Person die Konsequenzen der Einverständniserklärung versteht. Wenn dies nicht der Fall ist, ist auf das Einverständnis der Eltern zurückzugreifen. Prüfprozess und Ergebnis sollten dokumentiert werden.

Hilfreiche Materialien

Zur Erstellung der Dokumentation können zahlreiche Checklisten und Dokumentationsbögen zu Hilfe genommen werden, z. B.:

- *Checkliste (potenzieller) Traumata* (vgl. M02 auf S. 93).
- *Child and Adolescent Trauma Screening Questionnaire* (CATS; Berliner & Goldbeck, 2014; vgl. M03 auf S. 97 sowie Kapitel 3.1.1.1).
- Dokumentationsbogen (vgl. M04 auf S. 103).

2.7 Gesprächsführung

L6 Leitlinie 6: Gesprächsführung mit Eltern

- *Eltern auch in Krisen als Partner begreifen:* Eine langfristige Verbesserung der Situation des Kindes muss fast immer die Eltern einbeziehen.
- *Gewichtige Anhaltspunkte klären:* Nicht jeder versäumte Termin oder jede Uneinigkeit zwischen Eltern und Fachkraft ist Ausdruck einer Kindeswohlgefährdung.
- *Gesetzliche Grundlagen kennen:* Das Bundeskinderschutzgesetz enthält auch Regelungen zur Gesprächsführung.
- *Konsequent die Perspektive des Kindes einnehmen:* Legen Sie dar, weshalb aus fachlicher Sicht Anhaltspunkte für eine Kindswohlgefährdung bestehen.
- *Auf Schuldzuweisungen verzichten:* Eine Kindeswohlgefährdung kann entstehen, ohne beabsichtigt worden zu sein. Ursachen und „Entschuldigungen“ sind daher zunächst irrelevant.
- *Rahmenbedingungen schaffen:* Beachten Sie Grundregeln zur Führung „schwieriger Gespräche“.
- *Ggf. Dritte einbeziehen:* Gemeinsame Gespräche mit Eltern und weiteren Netzwerkpartnern, z.B. Kinder- und Jugendhilfe, stellen einen einheitlichen Informationsstand sicher.

Innere Haltung gegenüber misshandelnden und vernachlässigenden Eltern

Psychotherapeuten und Ärzte, die vorwiegend Kinder und Jugendliche behandeln, haben gelernt, die Eltern oder andere Sorgeberechtigte als unverzichtbaren Bestandteil des therapeutischen Teams wahrzunehmen. Es ist hilfreich, diese innere Haltung auch in Krisensituationen, und insbesondere beim Verdacht auf eine Kindeswohlgefährdung, grundsätzlich beizubehalten. Transparenz und Augenhöhe gegenüber den Eltern finden natürlich dort ihre Grenzen, wo sie dem Sicherheits- und Schutzbedürfnis der betroffenen Kinder entgegenstehen, z.B. in Fällen vermuteten sexuellen Missbrauchs im familiären Nahfeld. Jedoch bleiben selbst bei schwerwiegenden Kindesmisshandlungen in der überwiegenden Mehrzahl der Fälle die Eltern in die weitere Betreuung der Kinder involviert, sodass eine belastbare Arbeitsebene gerade in Krisen im Interesse des Kindes sein wird. Diese Haltung kann auch helfen, einem fast zwangsläufigen Loyalitätskonflikt der betroffenen Kinder entgegenzuwirken.

Auch der Gesetzgeber hat die Gesprächsführung mit den Eltern als zentrales Werkzeug zur Intervention bei Anhaltspunkten für eine Kindeswohlgefährdung im Bundeskinderschutzgesetz verankert (vgl. Kapitel 2.1, Leitlinie 4 in Kapitel 2.5 und Leitlinie 8 in Kapitel 2.9).

Klärung gewichtiger Anhaltspunkte

Ein unentschuldigt versäumter Termin, unfreundliches oder unhöfliches Auftreten von Eltern oder die Ablehnung fachlicher Empfehlungen kann, aber muss nicht per se bereits ein Anhaltspunkt für eine Kindeswohlgefährdung sein. Vielmehr sollten solche Situationen zum Anlass genommen werden, die eigene Rolle zu hinterfragen: Fühle ich mich persönlich angegriffen oder entspringt meine Sorge um das Kind konkreten Hinweisen, die ich als Fachkraft wahrgenommen habe? Eine sorgfältige Vorbereitung mittels aller verfügbarer fachlicher Informationen zu einem Fall sollte selbstverständlich sein. Die Grundfragen müssen vor dem Gespräch geklärt werden:

- Kann ich die Art der vermuteten Gefährdung benennen?
- Wie erheblich schätze ich die vermutete Gefährdung ein?
- Wie konkret sind die Anhaltspunkte?

Ggf. sollte bereits an dieser Stelle eine fachliche Beratung mit Kollegen, Vorgesetzten oder externen Beratungsangeboten (insoweit erfahrene Fachkräfte, Medizinische Kinderschutzhotline) zur Gesprächsvorbereitung erfolgen.

Gesprächspartner festlegen

Der § 4 KKG fordert dazu auf, mit dem „Kind oder Jugendlichen und den Personensorgeberechtigten" die Situation zu erörtern, „soweit hierdurch der wirksame Schutz (...) nicht infrage gestellt wird". Vor einem Gespräch ist daher zu klären, wer daran teilnehmen soll. Dies ist immer dann, wenn die Anhaltspunkte für eine Kindeswohlgefährdung durch Äußerungen des Patienten selbst aufgekommen sind, zunächst mit dem Patienten zu besprechen.

Ob vor der Informationsweitergabe an das Jugendamt tatsächlich beide Eltern informiert werden sollen, auch wenn sie nicht in die Behandlung eingebunden sind, ist juristisch umstritten. So argumentiert Meysen, dass „§ 4 KKG die Vertrauensbeziehung zwischen Berufsgeheimnisträgern und Betroffenen aus der Familie normiert und der insofern normierte Schutz der Vertrauensbeziehung nur eine Pflicht zur Erörterung der Situation und ein Hinwirken auf die Inanspruchnahme von Hilfe gegenüber denjenigen normiert, mit denen beruflicher Kontakt und Vertrauensbeziehung bestehen. Insofern ergäbe sich dann, wenn der Kontakt nur mit dem Kind bzw. dem Jugendlichen besteht, aus § 4 KKG auch keine Pflicht zur Erörterung mit den personensorgeberechtigten Eltern, zu denen ein Kontakt (noch) gar nicht besteht" (FK-SGB VIII/Meysen Anh. SGB VIII § 8b, KKG § 4 Rn. 94, 96). Ggf. kann es auch sinnvoll sein, zunächst nur mit einem Elternteil das Gespräch zu suchen, welches eher als Ressource wahrgenommen wird. So können die familiäre Situation und der Unterstützungsbedarf besser geklärt werden. Umgekehrt ist auch vorher festzulegen, wer von fachlicher Seite an dem Gespräch teilnehmen soll. Eine Grundregel lautet: möglichst zwei Fachkräfte, möglichst kein zahlenmäßiges Ungleichgewicht zwischen Eltern und Fachkräften.

Vorab Ziel des Gespräches definieren

Zunächst einmal wird im ersten Gespräch die Information der Eltern über die eigene Besorgnis im Vordergrund stehen. Abhängig vom eigenen Besorgnisgrad über das vermutete Ausmaß der Kindeswohlgefährdung und der Konkretheit der Anhaltspunkte müssen vorab in Gedanken mögliche Gesprächsverläufe durchgespielt werden. Dazu gehört auch, den eigenen Handlungsspielraum sowohl aus gesetzlicher als auch hierarchischer Sicht im beruflichen Setting zu kennen und sich darüber klar zu werden, was im Falle eines völligen Kontaktabbruches oder der Eskalation des Gespräches unternommen werden kann. Eine Rücksprache mit Vorgesetzten zum möglichen Handlungsspielraum sollte vor dem Gespräch mit den Eltern erfolgen.

Rahmenbedingungen eines schwierigen Gesprächs

Es gelten die Grundregeln der Gesprächsführung in schwierigen Situationen, also die Auswahl einer passenden Räumlichkeit, den weitgehenden Ausschluss von Unterbrechungen, das Setzen eines realistischen Zeitrahmens, das Bereitstellen ausreichender Sitzgelegenheiten, das Anstreben von für Laien verständliche Kommunikation auf Augenhöhe etc. Sollte das Kind nicht am Gespräch teilnehmen, ist ggf. eine Betreuung durch eine weitere Fachkraft sicherzustellen.

Die eigene Rolle im Auge behalten

Die Besorgnis um das Wohl des Kindes entstand aus einer fachlichen Sicht. Dieses sollte im Gespräch betont werden. So können „Nebenschauplätze" wie die Thematisierung evtl. eigener Kinder der Fachkraft oder der Diskussion, ob die Fachkraft für die Situation der Familie denn kein Verständnis habe, vermieden werden. Auch persönliche Ansichten der Fachkraft, z. B. zu Erziehungsstilen, sind nicht relevant. Zu langfristigen Folgen von belastenden Kindheitserfahrungen, Körperstrafen und Misshandlungen liegt ausreichende wissenschaftliche Evidenz vor, sodass im Gespräch nüchtern auf den Stand des fachlichen Wissens verwiesen werden sollte.

Keine Schuldzuweisungen

Der konsequente Fokus auf die (potenzielle) Gefährdung des Kindes ist hilfreich, um Begriffe wie „Absicht" oder „Schuld" auszuklammern. Sie sind für die Einschätzung einer Kindeswohlgefährdung nicht relevant. Eine moralische oder juristische Wertung ist nicht die Aufgabe medizinisch-therapeutischer Fachkräfte. In diesem Zusammenhang kann der Verweis auf übergeordnete Rahmenbedingungen des eigenen Handelns hilfreich sein. Den Eltern kurz zu erläutern, dass das Bundeskinderschutzgesetz oder verbindliche Klinikstandards ein bestimmtes Handeln vorgeben, hilft zudem, dem Vorwurf der Willkür („Sie machen das ja nur, weil ...") zu begegnen.

Jugendamt als Partner sehen und benennen

Wie Eltern im Gespräch auf die Ankündigung einer Informationsweitergabe an das Jugendamt reagieren werden, ist häufig schwer vorhersagbar und liegt neben individuellen Vorerfahrungen mit dem Jugendamt und Vorstellungen von dessen Arbeit vor allem auch an der Haltung der gesprächsführenden Fachkraft selbst. Eine vermutete Ablehnung des Jugendamtes durch die Eltern vorwegzunehmen wäre ebenso falsch, wie mit dem Jugendamt zu drohen. So entsteht häufig eine Eskalation erst im Sinne einer selbst erfüllenden Prophezeiung. Das Jugendamt hat ja in der Regel zunächst überhaupt erst zu prüfen, ob eine Kindeswohlgefährdung vorliegt, und ob und welcher Bedarf an Hilfen in der Familie vorliegt. Bei eigenen Unsicherheiten bezüglich der Rolle der Kinder- und Jugendhilfe empfiehlt es sich daher, dass Fachkräfte eine eigene Beratung durch insoweit erfahrene Fachkräfte der Kinder- und Jugendhilfe in Anspruch nehmen (vgl. Kapitel 2.1).

Transparentes Handeln

Häufig haben Eltern Vorbehalte gegen den Einbezug Dritter, insbesondere des Jugendamtes, weil sie fürchten, nicht beeinflussen zu können, was über sie berichtet werde. Dem kann entgegengewirkt werden, wenn gemeinsame Gespräche zwischen Fachkraft, Eltern und Kinder- und Jugendhilfe, z.B. im Rahmen von Helferkonferenzen, geplant werden. Ebenso kann den Eltern angeboten werden, den Anruf beim Jugendamt in ihrer Anwesenheit zu machen. Auch dies findet jedoch seine Grenzen im Sicherheits- und Schutzbedürfnis der Kinder, wie dies im § 4 KKG formuliert ist.

Aggressive Eskalationen sind selten

Im Alltag können durch eine entsprechende Gesprächsführung aggressive Eskalationen von Gesprächen häufig vermieden werden. Da jedoch ein hochemotionales Themenfeld angesprochen wird, sind sie nie ganz auszuschließen und können auch überraschend auftreten. Gespräche, welche aufgrund der Rahmenbedingungen ein höheres Eskalationspotenzial aufweisen, sollten entsprechend vorbereitet werden. Insbesondere ist dann in der Regel auch von einer erhöhten Gefährdung des Kindes auszugehen, sodass kritisch geprüft werden muss, ob das geplante Gespräch die Situation des Kindes nicht verschlechtern könnte oder für ausreichende Sicherheit des Kindes nach dem Gespräch gesorgt ist.

Grundsätzlich sind dieselben Regeln zu beachten, wie sie insgesamt in schwierigen Gesprächen mit potenziell aggressiven Personen gelten: möglichst Trennung der Gesprächspartner durch einen Schreibtisch, Fachkraft sitzt in Türnähe, Kollegen in der Nähe sind über das Gespräch informiert etc. Die Verwendung des „wir“ anstelle des „ich“ kann zusätzliche Distanz schaffen, um verbale Angriffe von der eigenen Person auf die eigentlich gemeinte Rolle oder Institution zu lenken. Grundsätzlich ist keine Fachkraft verpflichtet, sich selbst einer Gefahr auszusetzen, sodass die Regelungen des Bundeskinderschutzgesetzes hier ihre Grenzen finden.

Wenn Eltern selbst Patienten sind

Bei Eltern, bei denen eine eigene psychische Störung bekannt oder vermutet wird, ist vorab zu klären, welches konkrete Hilfsangebot im Falle einer akuten Krise im Anschluss an das Gespräch gemacht werden kann. Dies kann ein niedergelassener Psychiater bzw. Psychotherapeut, die entsprechende Abteilung der Klinik, ein sozialpsychiatrischer Dienst oder ein psychiatrischer Krisendienst eines freien Trägers sein.

2.8 Beratung und Psychoedukation

L7 Leitlinie 7: Beratung und Psychoedukation

- *Psychoedukation mit betroffenen Kindern bzw. Jugendlichen durchführen:* Informieren Sie betroffene Kinder und Jugendliche alters- und entwicklungsangemessen über Misshandlung bzw. Vernachlässigung und validieren Sie ihre Erfahrungen somit. Normalisieren Sie mögliche Belastungssymptome und Folgeerscheinungen, und klären Sie über die Rechte des betroffenen Kindes sowie Unterstützungs- und Behandlungsmöglichkeiten auf.
- *Psychoedukation mit den Sorgeberechtigten durchführen:* Auch Sorgeberechtigte (sowohl misshandelnde als auch nicht misshandelnde Personen) haben einen Anspruch auf Beratung und Information. Inhaltlich umfasst dies die gleichen Punkte wie bei den betroffenen Kindern, zusätzlich Informationen zu Unterstützungsmöglichkeiten für sich selbst, Rechte und Pflichten ihrer Rolle als Sorgeberechtigte sowie Konsequenzen bei der Nichteinhaltung.

Wissensvermittlung als Voraussetzung für weitere Schritte der Hilfeplanung

Die Thematisierung von Misshandlungs- und Vernachlässigungserfahrungen im klinischen Kontext kann für betroffene Kinder und Jugendliche sehr entlastend wirken. Durch Wissensvermittlung zum Thema (Formen von Gewalt, Häufigkeit, Risikofaktoren, ...), das Aufklären über und Normalisieren von Folgeerscheinungen sowie das Aufzeigen von Rechten und Unterstützungsmöglichkeiten kann Hoffnung auf Beendigung der Misshandlung bzw. Vernachlässigung und Linderung der Folgeerscheinungen vermittelt sowie eine Perspektive aufgezeigt werden. Wichtig ist auch, die Verantwortung für Misshandlung und Vernachlässigung klar zu benennen und es als Fehlverhalten einzuordnen. Betroffene Kinder und Jugendliche zeigen nicht selten eine Verunsicherung bei der Einordnung ihrer Erfahrungen und übernehmen häufig Verantwortung für das Erlebte. Psychoedukation und Beratung kann hier zu einer Validierung des erlittenen Unrechts und der diesbezüglichen Gedanken und Gefühle beitragen.

Für nicht misshandelnde Bezugspersonen stellen die Normalisierung der Verhaltensweisen des betroffenen Kindes bzw. Jugendlichen sowie das Aufzeigen von Unterstützungs- und Behandlungsmöglichkeiten oftmals eine direkte Entlastung dar. Das Stützen nicht misshandelnder Bezugspersonen ist im Sinne des Wohles des betroffenen Kindes oder Jugendlichen sehr hilfreich und stellt einen Fokus in der Elternarbeit dar.

Auch misshandelnde Bezugspersonen sollten über Misshandlung und Vernachlässigung informiert werden, Risikofaktoren und Entstehungsbedingungen aufgezeigt, sowie Unterstützungsmöglichkeiten für sich selbst und das betroffene Kind genannt bekommen. Ferner ist hier die Aufklärung über Folgeerscheinungen des Kindes sowie rechtliche Konsequenzen essenziell und kann die Motivation, Hilfe anzunehmen, steigern. Empfehlenswert ist der Bezug zu ggf. bereits erfolgter Diagnostik sowie beobachtbaren oder von Außenstehenden (z.B. KiTa oder Schule) geschilderten Verhaltensauffälligkeiten des Kindes.

2.9 Kooperation und Vernetzung im Kinderschutz

Kinderschutz gehört grundsätzlich in den Verantwortungsbereich aller Institutionen und Fachpersonen, die beruflich mit Kindern zu tun haben (Deutsche Gesellschaft für Kinderschutz in der Medizin, 2016). Daher sind eine interdisziplinäre Zusammenarbeit und Vernetzung unabdingbar. Unter den Kooperationspartnern im Kinderschutz sind die Jugendämter Hauptakteur und haben in diesem Zusammenhang auch hoheitliche Aufgaben. Sie steuern das Vorgehen bei (drohender) Kindeswohlgefährdung gemäß § 8a SGB VIII.

L8 Leitlinie 8: Kooperation und Vernetzung im Kinderschutz

- *„Schuster, bleib bei deinen Leisten!“:* Seien Sie sich über die eigenen Kompetenzen, Limitationen und Handlungsmöglichkeiten sowie über die der anderen Akteure im Netz bewusst (vgl. Kinderschutzleitlinie, Handlungsempfehlung 14).
- *Einigung über Begrifflichkeiten und Eingriffsschwellen:* Diskutieren Sie häufig gebrauchte Begriffe (z.B. „Kindeswohlgefährdung“, „sexualisiertes Verhalten“ etc.) und stimmen Sie Ihre ggf. interdisziplinär unterschiedlichen Definitionen ab; definieren Sie Schwellen, ab wann ein Fall als ein „Kinderschutz-Fall“ gilt.
- *Perspektivenübernahme:* Lassen Sie sich auch auf die Sichtweise anderer Personen und Professionen im Netzwerk ein, vollziehen Sie diese nach und wägen Sie diese gegen die eigene Sichtweise ab (vgl. Kinderschutzleitlinie, Handlungsempfehlung 13).
- *Wertschätzender Umgang mit den Netzwerkpartnern:* Insbesondere, weil Kinderschutzfälle emotional belastend sind, nicht immer erfolgreich gelöst werden können und damit ggf. gegenseitige Schuldzuweisungen begünstigen (vgl. Kinderschutzleitlinie, Handlungsempfehlung 14).
- *Planung und Struktur:* Sorgen Sie für Vorbereitung, Strukturierung und Nachbereitung mittels eines Protokolls, benennen Sie Personen für Vor- und Nachbereitung, geben Sie einen Zeitrahmen für Treffen und die Tagesordnungspunkte vor, und sorgen Sie für langfristige Planungen von Treffen.
- *Strukturen im ambulanten Bereich berücksichtigen:* Klären Sie Interessen- bzw. Zeitkonflikte im Vorfeld (verbindliche Praxisöffnungszeiten, Teilzeitbeschäftigte bzw. Kinderbetreuung etc.).

Seit Inkrafttreten des Bundeskinderschutzgesetzes sind erstmals auch Netzwerkstrukturen sowie der Informationsfluss zwischen sogenannten Berufsgeheimnisträgern und der Kinder- und Jugendhilfe bundeseinheitlich geregelt. Eine damit verbindliche Zusammenarbeit im Kinderschutz erfordert die gegenseitige Information über das jeweilige Angebots- und Aufgabenspektrum. Ebenso sollte das Vorgehen im Kinderschutz aufeinander abgestimmt werden. Voraussetzung sind lokale, fallübergreifende Koordinations- und Vernetzungsstrukturen, die in ruhigen Zeiten ausgehandelt und abgestimmt werden müssen, damit sie dann im Einzelfall funktionieren (Ziegenhain et al., 2010). Mit der Etablierung der Frühen Hilfen sind flächendeckende interdisziplinäre lokale Netzwerke entstanden, die Modell auch für die Unterstützung und Versorgung für Familien und Kinder jenseits der ersten drei Lebensjahre sein können.

Im Bundeskinderschutzgesetz ist ein Rechtsanspruch auf pseudonymisierte Beratung bei Kinderschutzfällen durch eine sogenannte insoweit erfahrene Fachkraft für Angehörige des Gesundheitssystems (§ 4 Abs. 2 KKG, § 8b Abs. 1 SGB VIII) verankert (vgl. auch Kapitel 2.1).

Merke

Kostenfreie Beratung und Unterstützung von Ärzten bzw. Psychotherapeuten im klinischen Alltag bietet die „Kinderschutz-Hotline“ (24 Stunden, 7 Tage/Woche; www.kinderschutzhotline.de, Tel. 0800 19 210 00).

Hilfreiche Materialien

- E-Learning: Grundkurs Kinderschutz in der Medizin (vgl. https://elearning-kinderschutz.de/home/projekte/grundkurs/).
- Ziegenhain, U., Schöllhorn, A., Künster, A.K., Hofer, A., König, C. & Fegert, J.M. (2010). *Werkbuch Vernetzung. Chancen und Stolpersteine interdisziplinärer Kooperation und Vernetzung im Bereich Früher Hilfen und im Kinderschutz.* Köln: Nationales Zentrum Frühe Hilfen (NZFH).

2.10 Beteiligung betroffener Kinder und Jugendlicher

L9 **Leitlinie 9: Beteiligung betroffener Kinder oder Jugendlicher**

- *Entwicklungsangepasst beteiligen:* Beteiligen Sie Kinder und Jugendliche in einer ihrem Entwicklungsstand angepassten Form am geplanten Vorgehen sowie an allen Maßnahmen. Je weniger einsichtsfähig das Kind z.B. aufgrund seines Entwicklungsalters ist, desto mehr Beteiligung von Sorgeberechtigten, bei Bedarf mit vom Gericht bestelltem Ergänzungspfleger für Teile der elterlichen Sorge, ist nötig (vgl. Kinderschutzleitlinie, Handlungsempfehlung 6).

- *Beteiligung ermöglichen:* Betonen Sie explizit, dass die Beteiligung der Kinder bzw. Jugendlichen erwünscht ist, Fragen und Nachfragen wichtig sind, da sonst auch Missverständnisse entstehen können. Begrifflichkeiten wie Schweigepflicht, Inobhutnahme, Psychotherapie müssen Kindern altersabhängig und konkret in ihrer Bedeutung erklärt werden (vgl. Kinderschutzleitlinie, Handlungsempfehlung 7).
- *Situation herstellen, in der eine Beteiligung möglich ist:* Lassen Sie unterstützende Begleitpersonen bei Gesprächen zu, bauen Sie Pausen ein, in denen Rücksprache mit der Begleitperson gehalten werden kann, lassen Sie zu, dass Kinder bzw. Jugendliche im Gespräch zu Wort kommen, beziehen Sie sie aktiv ein und hören Sie zu (vgl. Kinderschutzleitlinie, Handlungsempfehlung 8).
- *Transparent vorgehen:* Klären Sie umfassend über das Ergebnis der klinischen Einschätzung, über Auswirkungen von Misshandlung und Vernachlässigung im Allgemeinen und im konkreten Fall, über die Rechte von Betroffenen und Hilfsmöglichkeiten auf. Seien Sie bezüglich aller Maßnahmen uneingeschränkt transparent (vgl. auch Leitlinie 7 in Kapitel 2.8).
- *Zustimmung der Betroffenen in alle Maßnahmen anstreben:* Zwangsmaßnahmen sollten außerhalb medizinischer Notfälle und anderweitig nicht abwendbarer akuter Gefahren unterbleiben. Holen Sie prinzipiell das informierte Einverständnis des Kindes oder Jugendlichen zu jeglichen Maßnahmen ein, sofern das Ziel der Hilfe dadurch nicht gefährdet wird (vgl. Kinderschutzleitlinie, Handlungsempfehlung 10).

Transparenz und Beteiligung

Kinder und Jugendliche haben als Patienten Anspruch auf Information und Beteiligung bei sämtlichen diagnostischen Maßnahmen und Interventionen des klinischen Personals. Dies sollte sich auch auf Maßnahmen, die im Kinderschutzfall über den klinischen Bereich hinausgehen (z.B. die Benachrichtigung des Jugendamtes oder eine Inobhutnahme), ausweiten. Gerade bei misshandelten und vernachlässigten Kindern, über deren Willensäußerungen und Bedürfnisse oft hinweggegangen wurde, ist es sehr wichtig, Rollen und Verantwortungen klar zu kommunizieren. Ziel sollte es sein, nicht erneut über den Willen von Kindern hinwegzugehen. Prinzipiell ist die informierte Zustimmung des Kindes (Assent) oder wenn Jugendliche die Tragweite einer solchen Entscheidung überschauen können, auch deren informiertes Einverständnis (Consent) einzuholen. Gleichzeitig müssen manche Entscheidungen zum Schutz eines Kindes, auch gegen den artikulierten Willen, mit Blick auf das Kindeswohl getroffen werden. Die Erwachsenen müssen solche Konflikte und die Beweggründe für ihr Vorgehen mit den Kindern erörtern. Andernfalls kann es vorkommen, dass Kinder und Jugendliche sich selbst Erklärungen konstruieren, die sich dann häufig mit Schuld- und Schamgefühlen mischen.

Im Fall von Misshandlung und Vernachlässigung sind die davon betroffenen Kinder und Jugendlichen im Rahmen einer ausführlichen Psychoedukation über die Unrechtmäßigkeit jeder Form von Misshandlung, über ihre damit verbundenen Rechte, über mögliche gesundheitliche Konsequenzen und mögliche Hilfen in einer dem kognitiven und sozial-emotionalen Entwicklungsstand des betroffenen Kindes entsprechenden Form aufzuklären (vgl. Leitlinie 7 in Kapitel 2.8). Sie sind an der Planung und Durchführung sämtlicher Maßnahmen, die zu ihrem Wohl in Betracht kommen, zu beteiligen.

Kinder erleben diagnostische und therapeutische Maßnahmen als umso hilfreicher, je mehr sie beteiligt werden. Ihre Bereitschaft zur Mitwirkung an diesen Maßnahmen steigt, wenn sie zuvor informiert wurden und ihr Einverständnis mit diesen Maßnahmen erreicht wurde. Maßnahmen gegen den Willen der Betroffenen können das Vertrauen in die Helfer nachhaltig erschüttern, insbesondere vor dem Hintergrund des bereits im Rahmen der Misshandlung erlebten Vertrauensbruchs und der Fremdbestimmung. Zwangsmaßnahmen, wie z. B. mit Fixierung und physischer Gewalt, unter Sedierung oder Narkose durchgeführte körperliche Untersuchungen, können ein Wiedererleben der primären traumatischen Erlebnisse auslösen. Darüber hinaus stellen sie per se eine schwere Belastung für die Betroffenen dar, die in der Regel vermieden werden sollte. Ermittlungswünsche von Behörden oder erwachsenen Bezugspersonen müssen im Rahmen einer Güterabwägung gegenüber dem Kindeswohl evtl. zurückstehen.

2.11 Beteiligung der Eltern bzw. Bezugspersonen

L10 **Leitlinie 10: Beteiligung der Eltern bzw. Bezugspersonen**

- *Bezugspersonen zur Anerkennung der Misshandlung führen:* Eine validierende und unterstützende Grundhaltung der Bezugspersonen ist wesentlich für eine gelingende Bewältigung und Verarbeitung des Geschehenen. Zweifel an der Glaubhaftigkeit der Aussagen des Kindes behindern die Bewältigung (vgl. Kinderschutzleitlinie, Handlungsempfehlung 132).
- *Nicht misshandelnde Bezugspersonen und Sorgeberechtigte stärken und einbeziehen:* Beziehen Sie sowohl bei der Diagnostik als auch bei einer eventuellen Therapie eine nicht misshandelnde, die Bewältigung unterstützende erwachsene Bezugsperson aktiv mit ein.
- *Misshandelnde Sorgeberechtigte einbeziehen:* Motivieren Sie misshandelnde Sorgeberechtigte, Hilfen und Unterstützung für sich anzunehmen, aber auch Unterstützungs- und Schutzmaßnahmen für das betroffene Kind zuzulassen.
- *Therapeutische Haltung:* Transparentes, ressourcenorientiertes Handeln.

Entscheidend für die Bewältigung und Verarbeitung von Misshandlung und Vernachlässigung ist die familiäre und soziale Unterstützung des betroffenen Kindes oder Jugendlichen. Daher ist die Beteiligung der Sorgeberechtigten am gesamten Vorgehen (Schutzmaßnahmen, Diagnostik, Unterstützungsmaßnahmen, bis hin zu einer ggf. indizierten Psychotherapie) nicht nur aus rechtlicher Perspektive notwendig, sondern auch im Sinne der Bewältigung des Kindes anzustreben. Sollten die Sorgeberechtigten nicht willens oder in der Lage sein, zu kooperieren und das Kind bzw. den

Jugendlichen zu unterstützen, ist es wichtig, für den klinischen Prozess der Diagnostik und Therapie andere unterstützende Bezugspersonen zu finden und zu beteiligen.

Beteiligung stützender Bezugspersonen ist im Sinne der betroffenen Kinder oder Jugendlichen

Misshandlung und Vernachlässigung sind schwerwiegende Enttäuschungen des Anspruchs und der Erwartungen eines Kindes oder Jugendlichen auf Sicherheit und Achtung seiner Bedürfnisse durch nahestehende erwachsene Personen. Das Vertrauen in erwachsene Bezugspersonen wiederherzustellen bzw. zu stärken, gehört daher zu den vordringlichsten Aufgaben in der Beratung und Therapie von misshandelten Kindern und Jugendlichen. Entscheidend für eine gelingende Verarbeitung der Misshandlung ist die Unterstützung des betroffenen Kindes durch einen nicht misshandelnden Elternteil oder eine andere erwachsene Bezugs- und Vertrauensperson. Gleichaltrige oder Freunde können ebenfalls hilfreich sein, jedoch die Funktion einer unterstützenden und schützenden erwachsenen Bezugsperson nicht ersetzen. Diese unterstützende Funktion der Eltern bzw. aktuellen Bezugspersonen zu stärken, ist eine zentrale Aufgabe für die Beratung und Psychoedukation. Stehen unterstützende Eltern nicht zur Verfügung, sollten andere Bezugspersonen, wie z.B. Großeltern, Verwandte, Pflegeeltern oder Bezugsbetreuer aus Jugendhilfeeinrichtungen, in die Planung sämtlicher Maßnahmen zum Schutz und zur Hilfestellung für die Betroffenen einbezogen werden. In der Regel werden in diesen Fällen dann auch Eingriffe in die elterliche Sorge durch Beschluss des zuständigen Familiengerichts und die Einsetzung eines Vormundes bzw. von Pflegepersonal erforderlich.

Kinder und Jugendliche kommen in aller Regel mit einer Begleitperson zum Erstgespräch. Gerade bei Jugendlichen ist die Einbeziehung von Peers und anderen Unterstützungspersonen aus dem Umfeld, denen sich die Jugendlichen ggf. zuerst anvertraut haben und die häufig dazu motiviert haben, sich Hilfe zu suchen, in den diagnostischen und therapeutischen Prozess hilfreich. Solche Begleitpersonen können allerdings, ähnlich wie unterstützende Elternteile, Aussagen des Kindes oder Jugendlichen beeinflussen und die Exploration sowie insbesondere therapeutische Interventionen stören. Hierfür ist es wichtig, zu gegebener Zeit auch ein Einzelsetting mit dem Kind oder Jugendlichen herzustellen. Zuvor muss aber gewährleistet werden, dass sich das Kind oder der Jugendliche in der Situation sicher fühlt, wofür wiederum Begleitpersonen eine wichtige Ressource sind. Es ist daher ratsam, zu Beginn des Gespräches allgemeine Informationen wie Rahmenbedingungen des Vorgehens, Rechte des Kindes etc. im Beisein der Begleitperson zu erläutern. Danach sollte in der Regel eine kurze Pause gemacht werden, damit das Kind sich noch einmal über seinen Eindruck des Therapeuten mit der Begleitperson unterhalten kann, sich aktiv verabschieden und dann in Einzelgespräche gehen kann.

Eine besondere Herausforderung in der Arbeit mit misshandelten Kindern und ihren Bezugspersonen ist der Einbezug der misshandelnden Personen (vgl. auch Leitlinie 6 in Kapitel 2.7 sowie Leitlinie 7 in Kapitel 2.8). Wichtiges Ziel in der Bezugspersonenarbeit ist es zunächst, die misshandelnden Sorgeberechtigten „ins Boot zu holen", um Schutz- und Hilfemaßnahmen für das betroffene Kind einleiten zu können. Natürlich kann dies bei vorliegender Kindeswohlgefährdung und fehlender Kooperation auch gegen den Willen der Sorgeberechtigten geschehen (vgl. Kapitel 2.1). Dennoch muss zunächst versucht werden, die Sorgeberechtigten von der Notwendigkeit der Maßnahmen zu überzeugen und ihre Zustimmung zu erhalten. Transparentes Handeln ist hierbei unabdingbar. Hilfreich ist zudem eine empathische, ressourcenorientierte und nicht verurteilende therapeutische Haltung. Einen Fokus darauf zu richten, was in der Interaktion zwischen Kind und Bezugsperson trotz allem gut gelingt, was die Personen an positiven Eigenschaften und Verhaltensweisen mitbringen, sowie anzuerkennen, wo Belastungen liegen, macht es sowohl Therapeuten als auch Sorgeberechtigten leichter, sich auf eine Kooperation einzulassen. Ein zweiter wichtiger Schritt ist, Änderungsmotivation zu erzeugen und darauf hinzuwirken, dass misshandelnde Sorgeberechtigte für sich selbst Unterstützungs- und Hilfsmaßnahmen, wie beispielsweise eine eigene Psychotherapie, in Anspruch nehmen.

Misshandelnde Personen „ins Boot holen": Einsicht und Änderungsmotivation erzeugen

Im Verlauf kann es im therapeutischen Prozess hilfreich und notwendig für die Bewältigung des betroffenen Kindes bzw. Jugendlichen sein, eine Klärung und Aufarbeitung gemeinsam mit dem (nicht mehr) misshandelnden Elternteil, moderiert und begleitet durch den Therapeuten, anzustreben.

2.12 Psychodiagnostik von Folgestörungen sowie Diagnostik von komorbid vorliegenden psychischen Störungen bei betroffenen Kindern

L11 **Leitlinie 11: Psychodiagnostik von Folgestörungen sowie Diagnostik von komorbid vorliegenden psychischen Störungen bei betroffenen Kindern**

- *Traumafokussiert diagnostizieren und komorbide psychische Störungen beachten:* Führen Sie bei positiver Misshandlungsanamnese nach einem auffälligen orientierenden Symptomscreening, bei soweit bestehender Sicherheit des betroffenen Kindes bzw. Jugendlichen, eine umfassende Abklärung möglicher psychopathologischer Misshandlungsfolgen und komorbid auftretender psychischer Störungen durch. Ziel ist es, klinisch relevante Symptome einschließlich möglicher komorbider Symptome zu erkennen, eine differenzialdiagnostische Abklärung vorzunehmen sowie Behandlungsbedarf abzuschätzen. Klären Sie Hinweise auf klinisch relevante Belastungssymptome z. B. durch störungsspezifische klinische Interviews weiter ab.

- *Umfassende klinische Diagnostik durchführen:* Jenseits oder zusätzlich zu Belastungsstörungen können infolge von Misshandlung und Vernachlässigung unterschiedliche psychische Störungen auftreten bzw. verstärkt werden oder als komorbide Störungen auftreten. Berücksichtigen Sie bei der klinischen Diagnostik misshandelter und vernachlässigter Kinder und Jugendlicher daher das gesamte Spektrum möglicher psychischer, psychosozialer oder körperlicher Misshandlungsfolgen bzw. komorbider Störungen.
- *Einschätzung und Diagnostik der Eltern-Kind-Interaktion sowie Bindung:* Erfassen Sie das elterliche feinfühlige bzw. wenig feinfühlige bis hin zu dysfunktionale und gefährdende Verhalten im Umgang mit dem Kind. Das videogestützte Vorgehen basiert auf kurzen Aufnahmen in für das Kind frustrierenden Situationen bzw. in unterschiedlichen Alltagssituationen oder im Spiel. Für die Auswertung existieren unterschiedliche, forschungsbasierte Verfahren, bisher überwiegend für die frühe Kindheit. Neben der Abklärung von dysfunktionalem bzw. kindeswohlgefährdendem Verhalten dienen die Videoaufnahmen als Basis für Psychoedukation und Therapie im Rahmen manualisierter Ansätze.
- *Ressourcen identifizieren und nutzen:* Erkennen Sie spontane Bewältigungsleistungen und Ressourcen an, und nutzen Sie sie. Das Angebot einer Wiedervorstellung bei erst verzögert auftretenden Symptomen kann an dieser Stelle entlastend wirken. Thematisieren Sie die zentrale Funktion der sozialen Unterstützung von Betroffenen sowie der Aufrechterhaltung normaler Alltagsabläufe und -anforderungen, um eine Stabilisierung der betroffenen Kinder bzw. Jugendlichen zu erreichen.
- *Misshandlungsbezogene Emotionen, Kognitionen und Verhaltensweisen beachten:* Misshandelte oder vernachlässigte Kinder und Jugendliche entwickeln unter dem Eindruck der Misshandlung häufig typische emotionale, kognitive und Verhaltensreaktionen, wie z. B. Vermeidung, Scham- und Schuldgefühle, eine negative Haltung gegenüber erwachsenen Bezugspersonen oder Loyalitätskonflikte. Berücksichtigen Sie diese Reaktionen bei der klinischen Diagnostik sowie der Interventionsplanung.

Grundsätzlich geht einer therapeutischen Intervention eine systematische klinische Diagnostik voraus (vgl. Döpfner & Petermann, 2012). Die Ergebnisse der Diagnostik sollten bei der Therapieplanung berücksichtigt werden, und der Therapieplan sollte zu den im Einzelfall festgestellten Problemen und Störungen passen. Zu einer umfassenden Diagnostik (vgl. hierzu auch die Leitlinien 2 bis 4 im Band 12 der Reihe „Leitfaden Kinder- und Jugendpsychotherapie“, Steil & Rosner, 2009) gehört die Erhebung der gesamten Anamnese, einschließlich der belastenden Lebensereignisse und einer möglichen weiteren Viktimisierung (vgl. Leitlinie 2 in Kapitel 2.3). Das konkrete Thematisieren von Misshandlung und Vernachlässigung sowie die Identifikation darauf bezogener Kognitionen, Emotionen und Verhaltensmuster sind im diagnostischen Prozess notwendig.

Akute Belastungssymptome in den ersten Tagen und Wochen nach einem belastenden Ereignis sind typisch und sollten als normale Reaktion der Psyche auf eine traumatische Erfahrung eingeordnet und den Betroffenen erklärt werden. Bleiben Belastungssymptome in einem klinisch relevanten Ausmaß länger als vier Wochen nach dem (letzten) Misshandlungsereignis bestehen, ist eine PTBS in Betracht zu ziehen (vgl. Steil & Rosner, 2009).

Psychodiagnostik nach Misshandlung soll gesamten Bereich psychischer Störungen abdecken

Aufgrund der häufigen Komorbiditäten oder dem mit Misshandlung und Vernachlässigung einhergehenden Risiko der Auslösung oder Verstärkung anderer psychischer Störungen sollte die Psychodiagnostik bei misshandelten und vernachlässigten Kindern nicht nur Belastungsstörungen abklären, sondern stets universell ausgerichtet sein.

Die allgemeinen Empfehlungen für die klinische Psychodiagnostik von Kindern und Jugendlichen, wie sie in Band 2 der Reihe „Leitfaden Kinder- und Jugendpsychotherapie" (Döpfner & Petermann, 2012) ausführlich beschrieben werden, gelten auch für die Diagnostik misshandelter und vernachlässigter Kinder und Jugendlicher. Empfohlen wird ein schrittweises diagnostisches Vorgehen, beginnend mit einer sorgfältigen Exploration von Belastungssymptomen, am besten mithilfe eines semistrukturierten störungsspezifischen Interviews, wie z. B. das *Interview für Belastungsstörungen für Kinder und Jugendliche* (IBS-KJ; Steil & Füchsel, 2006; vgl. Kapitel 3), sowie darüber hinaus mit einer Erhebung des aktuellen psychopathologischen Befundes und beispielsweise der Durchführung eines semistrukturierten klinischen Screeninginterviews für psychische Störungen bei Kindern und Jugendlichen, wie z. B. *Kinder-DIPS* (Schneider et al., 2017) oder *K-SADS* (Delmo et al., 2001) oder den Diagnose-Checklisten aus dem *DISYPS-III* (Döpfner & Görtz-Dorten, 2017). Für eine ausführliche Darstellung der Diagnostik der PTBS sei auf den Band 12 der Reihe Leitfaden „Kinder- und Jugendpsychotherapie" (Steil & Rosner, 2009) verwiesen. Zu beachten ist, dass Kinder oft nicht das Vollbild einer PTBS entwickeln, aber dennoch durch ihre Belastungssymptome beeinträchtigt sein können. Im DSM-5 (American Psychiatric Association, 2013 und 2015) wurde der entwicklungsspezifischen Ausprägung der PTBS mit der Einführung eines Subtyps für Vorschulkinder (Altersbereich bis 6 Jahre) Rechnung getragen. Außerdem definiert das DSM-5 mehrere zusätzliche PTBS-Symptome im Bereich affektiver und kognitiver Veränderungen sowie im Bereich von Verhaltensauffälligkeiten, sodass insgesamt eine komplexere Symptomatik in einer Störung abgebildet werden kann. Zur weiteren Differenzierung einer Sonderform der PTBS sind nach DSM-5 etwaige dissoziative Symptome abzuklären. Die ICD-11 wird sich hinsichtlich der Klassifikation von stressabhängigen Störungen dahingehend von der bisherigen Version ICD-10 unterscheiden, dass neben einer einfachen PTBS mit Kernsymptomen aus den Bereichen Wiedererleben, Vermeidung und Übererregung eine neue Störung *komplexe PTBS* eingeführt wird, die zusätzlich zu den Kernsymptomen Auffälligkeiten in der Affektregulation, negative Selbstbewertungen und Gefühle sowie Probleme in Beziehungen zu anderen erfasst. Diese neue Diagnose soll vor allem Betroffenen von wiederholten oder andauernden traumatischen Erfahrungen, wie z. B. auch nach längerer Misshandlung oder Vernachlässigung, gerecht werden.

Interaktions- und Bindungsdiagnostik

Die Diagnostik der Interaktion, elterlicher Beziehungs- und Erziehungskompetenzen sowie der Bindung zwischen Kind und Eltern ist empirisch erprobt, aber bisher wenig systematisch in der klinischen Praxis genutzt. Bewährt haben sich Verfahren wie die *Emotional Availability Scales* (EAS; Biringen & Easterbrooks, 2012), welche die Altersspanne von der frühen Kindheit bis zum 12. Lebensjahr abdeckt, oder der *CARE-Index* für die frühe Kindheit mit einem spezifischen Screening für Kindeswohlgefährdung (Crittenden, 2005). Beide Verfahren enthalten gleichermaßen Skalen, um feinfühliges bzw. Aspekte nicht feinfühligen Verhaltens von Eltern zu erfassen (nicht intrusives Verhalten, nicht feindseliges Verhalten bzw. kontrollierend-feindseliges und nicht responsives Verhalten), als auch Skalen, die korrespondierend responsives bzw. kooperatives Verhalten beim Kind erfassen. Die reliable Anwendung der genannten Beobachtungsverfahren setzt ein mit Kosten verbundenes Training voraus. Davon ausgenommen sind die frei zugänglichen und klinisch weitgehend „selbsterklärenden" Ainsworth-Skalen. Ebenso frei zugänglich ist eine Feinfühligkeitsskala, die ökonomisch gut anwendbar ist (Ziegenhain et al., 2010). Die Skala ist eine verkürzte Version der Ainsworth-Skala und erfasst Feinfühligkeit danach, inwieweit Eltern die Signale und Bedürfnisse des Kindes wahrnehmen und adäquat darauf reagieren sowie ergänzt um den Aspekt der emotionalen Abstimmung und Passung des elterlichen Verhaltens mit der jeweiligen Befindlichkeit des Kindes und seinen Bedürfnissen. Die Skala erfasst zudem, inwieweit und wie ausgeprägt und häufig Eltern ärgerliches, feindseliges, aggressives und/oder emotional flaches, verlangsamtes oder ausdrucksloses Verhalten zeigen. Angelehnt an die „Ampelfarben" ermöglicht sie feinfühliges („grün"), (gerade) nicht mehr hinreichend adäquates feinfühliges Verhalten bis hin zu zeitweisem kritischen Verhalten („gelb", Bedarf an präventiver Unterstützung) sowie extrem wenig feinfühliges Verhalten („rot", Kindeswohlgefährdung) zu screenen. Videointeraktionseinschätzungen lassen sich systematisch als Basis für therapeutische Interventionen nutzen, wie etwa im Rahmen der *Entwicklungspsychologischen Beratung* (EPB; Ziegenhain & Fegert, 2018) oder der *Entwicklungspsychologischen Beziehungstherapie* (EPT4-10; Gloger-Tippelt, Ziegenhain, Künster & Izat, 2014).

Ressourcen identifizieren und nutzen

Neben der Diagnostik psychopathologischer Symptome ist die Ressourcendiagnostik wichtig, um Hinweise auf mögliche oder bereits wirksame soziale Unterstützung oder auf günstige Persönlichkeitsmerkmale, wie z. B. kognitive Fähigkeiten oder verfügbare Stressregulationsfertigkeiten, zu erhalten.

Gedächtnislücken, dissoziative Symptome und Vermeidungsverhalten erschweren bisweilen den Zugang der Betroffenen zu ihren potenziell traumatischen Erinnerungen. Daher empfiehlt sich ein klinisches Training in der Exploration misshandelter Kinder und Jugendlicher, um die traumafokussierte Psychodiagnostik mit Rücksicht auf die Belastungsgrenzen der Betroffenen durch eine sorgfältig abgestufte Konfrontation mit ihren traumatischen Erinnerungen durchzuführen. In der Regel wird ein traumafokussiertes diagnostisches Interview bei belasteten Betroffenen zwar kurzfristig mit einem erhöhten Erregungsniveau einhergehen, mittelfristig jedoch zur Entlastung der Betroffenen führen. Die Befürchtung, ein traumafokussiertes Vorgehen könnte die Betroffenen „retraumatisieren“, ist bei einem einfühlsamen und klaren Vorgehen unbegründet. Retraumatisierung ist ein Begriff, der die Wiederholung eines realen traumatischen Erlebnisses bezeichnet und nicht das notwendige, im Kern klärende und entlastende diagnostische Interview zu misshandlungsbezogenen Belastungssymptomen.

Resilienz bei Diagnostik und Indikationsstellung beachten

Es gibt Kinder und Jugendliche, die solche Erfahrungen ohne Folgeerscheinungen bewältigen können. Meist liegen bei diesen Betroffenen ausreichende Ressourcen und gute soziale Unterstützung vor. Solche sogenannten resilienten Kinder und Jugendlichen sowie ihre Bezugspersonen brauchen die Validierung ihrer adaptiven Bewältigungsstrategien im Rahmen einer Psychoedukation und Beratung. Bei offenkundiger psychischer und körperlicher Gesundheit der Betroffenen sollte dem manchmal reflexhaft entstehenden Gedanken, es müsse in jedem Fall nach Misshandlung und Vernachlässigung eine Therapie erfolgen, mit Hinweis auf die ausreichenden Ressourcen resilienter Betroffener begegnet werden.

Hilfreiche Materialien

Belastungsbezogene Instrumente:

- *Interview zu Belastungsstörungen bei Kindern und Jugendlichen* (IBS-KJ; Steil & Füchsel, 2006; vgl. Kapitel 3.1.2.1).
- *Essener Trauma-Inventar* für Kinder und Jugendliche (ETI-KJ; Tagay, Düllmann, Hermans, Repic, Hiller & Senf, 2011; vgl. Kapitel 3.1.1.3).
- *Child and Adolescent Trauma Screening Questionnaire* (CATS; Berliner & Goldbeck, 2014; vgl. Kapitel 3.1.1.1 und M03 auf S. 97).
- *Children's Revised Impact of Event Scale* (CRIES; Perrin et al., 2005; vgl. Kapitel 3.1.1.4).
- *Trauma-Screeningbogen* für Kinder (TSK-10; Kenardy et al., 2006; deutsche Übersetzung Goldbeck & Besier, 2007; vgl. Kapitel 3.1.1.5).
- *Diagnose-Checkliste Trauma- und belastungsbezogene Störungen (*DCL-TBS, SBB-TBS, FBB-TBS; Bestandteil von DISYPS-III; Döpfner & Görtz-Dorten, 2017; vgl. Kapitel 3.1.1.2).

Störungsübergreifende Instrumente, z. B.:

- *Diagnose-Checkliste zum Screening psychischer Störungen (DCL-SCREEN, auch DBB-SCREEN und SBB-SCREEN)* aus dem *Diagnostik-System für psychische Störungen nach ICD-10 und DSM-5 für Kinder und Jugendliche – III* (DISYPS III; Döpfner & Görtz-Dorten, 2017).
- *Child Behavior Checklist:* Elternfragebogen über das Verhalten von Kindern und Jugendlichen (CBCL/6-18R), Fragebogen für Jugendliche (YSR/11-18R) sowie Lehrerfragebogen über das Verhalten von Kindern und Jugendlichen (TRF/6-18R; Döpfner, Plück, Kinnen & Arbeitsgruppe Deutsche Child Behavior Checklist, 2014).
- *Strengths and Difficulties Questionnaire* (SDQ; Goodman, 1997; der SDQ ist in mehr als 40 Sprachen verfügbar unter www.sdqinfo.com).

2.13 Körperliche Untersuchungen bei Misshandlung und Vernachlässigung

Bei Hinweisen auf Misshandlung und Vernachlässigung ist eine körperliche Untersuchung nötig. Nicht ärztliche Kinder- und Jugendlichenpsychotherapeuten sollten eine Vorstellung beim Kinderarzt, Hausarzt oder ggf. in einer rechtsmedizinischen Ambulanz in die Wege leiten.

Die folgende Leitlinie richtet sich zuvorderst an Kinder- und Jugendpsychiater sowie Kinder- und Jugendmediziner, jedoch sollten auch nicht ärztliche Psychotherapeuten sowie alle Fachkräfte, die beruflich mit Kindern und Jugendlichen befasst sind, Warnsignale der körperlichen Misshandlung und den Stellenwert körperlicher Untersuchungen bei Hinweisen bzw. Verdacht auf Misshandlung und Vernachlässigung kennen. Die medizinische Diagnostik sollte dann von einem erfahrenen Team unter Einbeziehung der relevanten Fachdisziplinen erfolgen.

Für eine ausführliche rechtsmedizinische Darstellung äußerlich sichtbarer Misshandlungsbefunde (Hämatome und thermische Hautschäden) siehe Kapitel 3.3.

L12 **Leitlinie 12: Körperliche Untersuchungen bei Misshandlung und Vernachlässigung**

- *Körperliche Spuren wahrnehmen:* Die Folgen körperlicher Gewalt können subtil sein. So kann ein Ohrhämatom beispielsweise die einzige sichtbare Folge eines heftigen Schlages gegen den Kopf sein. Gleichzeitig weisen körperlich aktive Kinder oft eine Vielzahl an „harmlosen“ Verletzungen auf.
- *Risikokonstellationen kennen:* Bei Kindern vor dem Laufiernalter, Säuglingen oder motorisch eingeschränkten Kindern sind Hämatome und Frakturen grundsätzlich zu hinterfragen. In jedem Alter sind Verletzungen an eher geschützten Körperstellen, d.h. „weiche“ Gesichtspartien, Genitale, vorderer Rumpf, Beugeseiten der Arme etc. häufiger Folge von Gewalt (vgl. Kinderschutzleitlinie, Handlungsempfehlung 63).
- *Anamnese hinterfragen:* Passt der geschilderte Verletzungsablauf zur Verletzung? Kann der Ablauf präzise geschildert werden? Wurde bei erheblichen Verletzungen (großen Hämatomen, Frakturen) umgehend ärztliche Hilfe gesucht?
- *Dringlichkeit beachten:* Bei sichtbaren Verletzungen muss immer Folgendes beachtet werden:
  - Berücksichtigen Sie die Möglichkeit innerer Verletzungen (v.a. bei Kopf- und Bauchtraumata).
  - Zeigt die Verletzung einen erheblichen Kraftaufwand oder Verwendung eines Gegenstandes an, so ist in der Regel mit einer erheblichen akuten Gefährdung des Betroffenen zu rechnen.
  - Die (Foto-)Dokumentation der Verletzungen sollte binnen 24 Stunden erfolgen (vgl. Kinderschutzleitlinie, Handlungsempfehlung 64).

- *Weitere Diagnostik einleiten:* Für die (Foto-)Dokumentation und Diagnostik ist in der Regel eine kinder- und jugendmedizinische oder kinderchirurgische Abteilung mit Kinderschutz-Expertise notwendig. Die Dokumentation ist auch in einer rechtsmedizinischen Ambulanz möglich.

Sorgfältige Dokumentation

Die nachfolgend aufgezählten Aspekte und deren Interpretation illustrieren, weshalb ihre Erkennung und sorgfältige Dokumentation für eine spätere Beurteilung von hoher Wichtigkeit ist. Die beste Dokumentation ist diejenige, die möglichst präzise den Ist-Zustand zum Zeitpunkt der Untersuchung wiedergibt und auf Mutmaßungen verzichtet. Dazu bieten sich z. B. die verfügbaren Dokumentationsraster der Deutschen Gesellschaft für Kinderschutz in der Medizin an (Deutsche Gesellschaft für Kinderschutz in der Medizin, 2016). Da sich körperliche Spuren erlebter Gewalt zudem täglich verändern, ist eine zeitnahe Fotodokumentation beim Verdacht auf körperliche Misshandlung notwendig. Eine digitale Kamera und ein Maßband sind dabei unverzichtbar. Das eigene Smartphone ist zwar immer verfügbar, sollte aber aus Datenschutzgründen und dem Respekt vor den Persönlichkeitsrechten der Patienten keine Rolle in der Patientendokumentation spielen. Im Übrigen ist für die Fotodokumentation die Einwilligung der Sorgeberechtigten einzuholen. Die Erfahrung im Alltag zeigt, dass dies nur selten verweigert wird, da der Hinweis, ggf. weitere Spezialisten hinzuziehen zu können, ohne das Kind erneut den Unannehmlichkeiten einer wiederholten Untersuchung aussetzen zu müssen, meist akzeptiert wird. Hinweise zur technischen Durchführung der Fotodokumentation wurden beispielsweise im Deutschen Ärzteblatt veröffentlicht (Verhoff, Kettner, Lászik & Ramsthaler, 2012).

Misshandlungsbedingte Frakturen

Nach den Hämatomen sind Frakturen die zweithäufigste Verletzung bei körperlicher Misshandlung. Sie sind im Säuglings- und Kleinkindalter häufiger, treten aber in allen Altersgruppen bis ins Erwachsenenalter auf. Frakturen mit hoher Misshandlungswahrscheinlichkeit in allen Altersstufen sind Rippenfrakturen. Altersabhängig berichten verschiedene Untersuchungen aber auch bei Extremitätenfrakturen von Misshandlungswahrscheinlichkeiten bis 50 % (eine Übersicht liefern Berthold et al., 2018). Da auch bei den Frakturen mögliche Grunderkrankungen, die mit verminderter Stabilität der Knochen einhergehen können, infrage kommen, ist bei unklaren Frakturen die Diagnostik in einem erfahrenen Zentrum erforderlich. Anhaltspunkte für die Unterscheidung unfall- von misshandlungsbedingten Frakturen können sein (nach Berthold et al., 2018):

- Passen Anamnese (Unfallmechanismus), Entwicklungsstand des Kindes und Fraktur zusammen?
- Kann das Kind bereits laufen? (Bei Kindern vor dem Lauflernalter sind Misshandlungen als Frakturursache besonders häufig.)
- Bleibt die Anamnese auch bei mehrfachen Nachfragen gleich?
- Erfolgt die Vorstellung des Kindes ohne zeitliche Verzögerung?

- Hat das Kind mehrere/mehrzeitige Frakturen oder weitere Verletzungen, die nicht durch einen Unfall erklärbar sind?

Misshandlungsbedingtes Kopftrauma/„Schütteltrauma"

Der früher geläufige Begriff des Schütteltraumas sollte, insbesondere im fachlichen Austausch, durch den weiter gefassten und an den gängigen englischen Begriff des „abusive head trauma" angepassten Begriff des misshandlungsbedingten Kopftraumas ersetzt werden. Wie weiter unten ausgeführt wird, entsteht nur ein Teil der häufigen Befunde beim Vollbild des Schütteltrauma-Syndroms durch die eigentliche Mechanik des Schüttelns, daher ist der weiter gefasste Begriff präziser.

Das misshandlungsbedingte Kopftrauma ist eine Form der körperlichen Misshandlung, die besonders junge Kinder betrifft. Ein Häufigkeitsgipfel entsteht im ersten Lebenshalbjahr, nach dem vollendeten zweiten Lebensjahr tritt es nur noch selten auf. Gleichzeitig handelt es sich um eine besonders schwerwiegende Form, an der etwa jeder fünfte betroffene Säugling verstirbt. Über die Hälfte der überlebenden Kinder tragen bleibende Schäden wie körperliche und geistige Behinderungen, Krampfleiden, Entwicklungsverzögerungen, Intelligenzminderungen, Lernstörungen und Verhaltensauffälligkeiten davon. Ein häufiger Auslöser für das misshandlungsbedingte Kopftrauma sind anhaltende Schreiphasen von Säuglingen. Veröffentlichte Berichte von Personen, die eine Misshandlung zugegeben hatten, geben Hinweise auf die Ursachen und Abläufe (Schnitzer & Ewigman, 2005; Starling, Holden & Jenny, 1995; Starling et al., 2004). Ein gewaltsames Schütteln des Kindes ist zwar der häufigste Verletzungsmechanismus, durch ein absichtliches oder unabsichtliches Aufschlagen des Kopfes gegen eine harte Oberfläche, das Greifen des Kindes und möglichweise weitere Misshandlungen entstehen aber jeweils unterschiedliche Verletzungen. Diese spiegeln die erheblichen Kräfte wieder, die auf den kindlichen Körper wirken:

- Hämatome und/oder Frakturen an den Oberarmen oder Rippen durch das Festhalten des Kindes mit großer Gewalt.
- Schwere Verletzungen des Hirngewebes bis hin zu Abscherungen der grauen von der weißen Substanz durch das unkontrollierte Hin- und Herschleudern des Gehirnes im Schädel.
- Blutungen zwischen Gehirn und harter Hirnhaut (subdurale Hämatome) und in der Netzhaut (retinale Blutungen) durch das Einreißen venöser Gefäße.
- Ähnliche Blutungen können im gesamten Verlauf des Rückenmarkes auftreten.
- Vorübergehender Atemstillstand durch Überdehnungen am Übergang zwischen Gehirn und Rückenmark, insbesondere im Hirnstamm.
- Krampfanfälle oder tiefe Bewusstlosigkeit aufgrund der Hirnverletzungen.
- Brüche des Schädelknochens bei Auftreffen auf eine harte Oberfläche oder Kante (dies kann versehentlich oder beabsichtigt geschehen; vgl. Starling et al., 2004).

Abhängig von der Gewalt, mit der geschüttelt wird, müssen nicht alle genannten Befunde auftreten. Man geht sogar von einer gewissen Dunkelziffer von Kindern aus, die nach dem Schütteln zunächst gar keine für die Eltern ersichtlichen Auffälligkeiten zeigen und erst im Verlauf mit unklaren Entwicklungs- oder Lernstörungen auffallen (Lind, Toure, Brugel, Meyer, Laurent-Vannier & Chevignard 2016). Beim Vollbild des misshandlungsbedingten Kopftraumas sind die Verletzungen jedoch so schwer, dass Symptome unmittelbar nach dem Schütteln aufgetreten sein müssen (Herrmann, Novak, Pärtan & Sperhake, 2008).

Weiterführende Diagnostik

Für die Einschätzung einer möglichen körperlichen Misshandlung sind sämtliche Befunde relevant, auch solche, die keine unmittelbaren medizinischen Konsequenzen haben (z. B. Hämatome). Daher benötigen Kinder und Jugendliche, bei denen der Verdacht auf Misshandlung besteht, eine strukturierte Diagnostik. Angesichts der erheblichen Komorbiditäten verschiedener Misshandlungsformen ist auch bei Kindern und Jugendlichen, die Opfer von Vernachlässigung, sexuellem Missbrauch oder nicht körperlichen Formen der Misshandlung geworden sind, eine entsprechende Diagnostik zu erwägen.

Bildgebung: Ältere Frakturen entgehen häufig der klinischen Untersuchung. Daher ist zur Diagnostik von abgelaufenen, potenziell misshandlungsbedingten Frakturen die Durchführung eines strukturierten Röntgen-Protokolls („Skelett-Screening") erforderlich, welches die Anforderungen an eine möglichst hohe diagnostische Ausbeute und Minimierung der Strahlenbelastung miteinander verbindet. Zuvor muss eine sorgfältige Anamnese bereits bekannter früherer Frakturen erfolgen und dokumentiert werden.

Ophthalmologische Befunde: Die Erkennung und Dokumentation retinaler Blutungen beim misshandlungsbedingten Kopftrauma ist ein wichtiger Baustein der Diagnose. Sie können bei unterschiedlichen Erkrankungen auftreten, allerdings weisen verschiedene Muster recht hohe Spezifitäten in Bezug auf die Ursache auf. Daher ist nicht nur das Vorhandensein bzw. die Abwesenheit retinaler Blutungen, sondern die Anzahl, Ausprägung und Lokalisation zu dokumentieren (möglichst auch fotografisch).

2.14 Psychotherapeutische Interventionen

L13 Leitlinie 13: Psychotherapeutische Interventionen

- *Behandlung von Folgestörungen und komorbid vorliegenden psychischen Störungen:* Behandeln Sie psychische Folgestörungen von Misshandlung und Vernachlässigung sowie komorbid vorliegende psychische Störungen entsprechend der Indikationsstellung gemäß der Diagnostikergebnisse. Es sollte das Angebot eines störungsspezifischen Behandlungsansatzes gemacht werden, der den Leitlinien der jeweiligen Störung(en) folgt.

- *Traumafokussiert arbeiten:* Die Behandlung von Traumafolgestörungen sollte immer auch die Bearbeitung des traumatischen Erlebnisses bzw. der traumatischen Erlebnisse beinhalten. Komponenten der Traumabearbeitung sind Stabilisierung, Traumakonfrontation sowie Integration der traumatischen Erlebnisse in die Lebensgeschichte.
- *„Trauma first“:* Beginnen Sie in der Regel die Behandlung von Traumafolgestörungen mit einem traumafokussierten Ansatz und beobachten Sie die Auswirkungen auf die gesamte Symptomatik. Kombinieren Sie entsprechend der komorbiden sowie ggf. weiterbestehenden Symptomatik weitere störungsspezifische Behandlungsansätze. Ausnahmen der Regelung „Trauma first“: Akute Suizidalität, zu starke Symptomatik, die die Therapiefähigkeit bzw. den Alltag sehr stark beeinträchtigt (z.B. sehr schwere depressive oder stark aggressive Symptomatik).
- *Medikamentöse Behandlung ist nicht Methode der ersten Wahl:* Die medikamentöse Behandlung ersetzt nicht die psychotherapeutische Bearbeitung der traumatischen Erlebnisse. Psychopharmaka sollten nur bei einer starken komorbiden Symptomatik gemäß Leitlinien zum Einsatz kommen.
- *Verbesserung der Interaktion zwischen Eltern und Kindern sowie der Bindungsfähigkeit der betroffenen Kinder:* Ziel der Elternarbeit ist die Verhinderung der Reviktimisierung und die Stärkung der Beziehung zwischen Kindern und Bezugspersonen.
- *Psychotherapeutische Behandlung der Eltern:* Teil der Elternarbeit kann es sein, auf die eigene Inanspruchnahme einer psychotherapeutischen Behandlung der Eltern hinzuwirken. Eine Zusammenarbeit mit dem behandelnden Erwachsenentherapeuten ist dann zu empfehlen.

Wie in Kapitel 1 beschrieben, entwickeln sich keine spezifischen Störungsbilder oder Symptome regelhaft infolge von Misshandlung und Vernachlässigung. Vielmehr zeigen sich bei Betroffenen Beeinträchtigungen basaler Mechanismen, wie etwa der Emotionsregulation oder der Bindungsfähigkeit, die sich abhängig von Alter und Entwicklungsstand in Form von unterschiedlichen Störungsbildern und Symptommustern äußern können. Die Behandlung von psychischen Störungen nach Misshandlung und Vernachlässigung sollte dementsprechend nach einer ausführlichen Diagnostik und Indikationsstellung störungsspezifisch, abhängig von der Ausprägung der Folgestörung, erfolgen.

Traumafokussierte Interventionen

Ein essenzieller Bestandteil der Behandlung von Traumafolgestörungen ist die psychotherapeutische Bearbeitung des traumatischen Erlebnisses bzw. der traumatischen Erlebnisse. Dies sollte gemäß eines traumafokussierten Therapieverfahrens wie etwa Tf-KVT, KIDNET oder EMDR (vgl. Kapitel 3) erfolgen. Gemeinsam sind diesen traumafokussierten Methoden die Bausteine der Stabilisierung, der Traumakonfrontation sowie die Integration der traumatischen Erlebnisse in die eigene Lebensgeschichte. Zur Durchführung einer wirksamen Traumakonfrontation ist es notwendig, dass die betroffenen Kinder bzw. Jugendlichen explizite Erinnerungen an die Misshandlungs- bzw. Vernachlässigungserfahrungen haben.

„Trauma first“

Generell sollte im Behandlungsplan zu Beginn die traumafokussierte Arbeit mit den betroffenen Kindern und Jugendlichen stehen, was man unter der Faustregel „Trauma first“ versteht. Ausnahmen hiervon ergeben sich bei akuter Suizidalität sowie ggf. bei einer sehr starken Symptomatik, bei der zunächst die Fähigkeit zum psychotherapeutischen Arbeiten am Trauma wiederhergestellt werden sollte (z.B. eine schwere depressive Symptomatik mit deutlichem Antriebsverlust sowie starken Konzentrationsstörungen, sehr stark aggressive Symptomatik). Studien zu traumafokussierten Verfahren, wie beispielsweise der traumafokussierten kognitiven Verhaltenstherapie (vgl. Kapitel 3.2.1.1), die neben der posttraumatischen Stresssymptomatik als sekundäre Outcomes depressive sowie weitere internalisierende und auch externalisierende Symptomatik erfassten, konnten auch diesbezüglich positive Effekte zeigen (z.B. Goldbeck et al., 2016; Lenz & Hollenbaugh, 2015; Cohen et al., 2010). Nach einer erfolgreichen Traumabearbeitung sollte somit eine Zwischendiagnostik erfolgen und die ggf. weiterbestehende Symptomatik dann störungsspezifisch gemäß der Leitlinie des jeweiligen Störungsbildes behandelt werden.

Medikamentöse Behandlung ersetzt keine psychotherapeutische Traumabearbeitung

Pharmakotherapeutische Ansätze können die traumafokussierte, psychotherapeutische Arbeit mit den betroffenen Kindern und Jugendlichen nicht ersetzen. Eine Indikation für Pharmakotherapie ist dann gegeben, wenn eine starke komorbide Symptomatik, wie etwa eine schwere Depression oder eine medikamentös gut behandelbare ADHS-Symptomatik, gemäß Leitlinien medikamentös eingestellt werden sollten, um ein Zurechtkommen im Alltag und auch die weitere Therapiefähigkeit zu ermöglichen. Wenn sich beispielsweise eine komorbide ADHS-Symptomatik unter medikamentöser Behandlung rasch bessert, aber Traumasymptome, insbesondere Wiedererleben, Vermeidung und Irritabilität, bestehen bleiben, sollte eine Traumatherapie erfolgen.

Stärkung von Bindung und Verbesserung der Eltern-Kind-Interaktion

Wichtiger Bestandteil in der Arbeit mit von Misshandlung und Vernachlässigung betroffenen Kindern und Jugendlichen und ihren Bezugspersonen ist die Arbeit an der Interaktion zwischen den Kindern oder Jugendlichen und ihren Bezugspersonen sowie der Bindungsfähigkeit der betroffenen Kinder und Jugendlichen. Um eine Reviktimisierung zu verhindern und eine positive, unterstützende Eltern-Kind-Beziehung zu stärken, empfehlen sich bindungs- und interaktionsbezogene Ansätze, wie etwa die videogestützte Entwicklungspsychologische Beratung (EPB) (vgl. Kapitel 3.2).

Hilfreiche Materialien

- Manual zu *Traumafokussierte kognitive Verhaltenstherapie bei Kindern und Jugendlichen* (Tf-KVT; Cohen, Mannarino & Deblinger, 2009a, 2009b; vgl. Kapitel 3.2.1.1).
- Manual zu *Narrative Exposure Therapy: A short-term Treatment for Traumtic Stress-Disorders* (KIDNET; Schauer et al., 2011; vgl. Kapitel 3.2.1.5).
- Manual zu *EMDR mit Kindern und Jugendlichen. Ein Handbuch* (Hensel, 2006; vgl. Kapitel 3.2.1.4).

- STEEP – Steps Toward Effective and Enjoyable Parenting (Erickson & Egeland, 2006; Suess et al., 2016; vgl. Kapitel 3.2.2).
- Entwicklungspsychologische Beratung (Pillhofer et al., 2015; vgl. Kapitel 3.2.2).
- Störungsspezifische Bände aus der Reihe „Leitfaden Kinder- und Jugendpsychotherapie" (vgl. https://www.hogrefe.de/shop/buecher/buchreihen/leitfaden-kinder-und-jugendpsychotherapie.html).

2.15 Evaluation von Interventionen

Die Evaluation von therapeutischen Maßnahmen und Interventionen hat eine große Bedeutung für einen nachhaltigen Therapieerfolg und sollte durchgängiger Teil des Behandlungsplans sein.

L14 **Leitlinie 14: Evaluation von Interventionen**

- *Wirksamkeit kontrollieren:* Überprüfen Sie jede Intervention im Hinblick auf ihre Wirksamkeit und auf mögliche unerwünschte Ergebnisse.
- *Implementierung als lernendes System:* Die Evaluation dient auch der Qualitätssicherung. Bei unzureichender Wirkung sollten Sie den Therapie- und Hilfeplan überarbeiten.
- *Therapieabbrechern nachgehen:* Aufgrund des Risikos des Wiederauftretens der Misshandlung und Vernachlässigung oder wegen Vermeidungstendenzen der Betroffenen sollten Sie auf Diagnostik- oder Therapieabbrüche durch aktives Nachfassen reagieren. Wägen Sie bei gewichtigen Hinweisen auf eine (erneute) Kindeswohlgefährdung die Einbeziehung des Jugendamts ab (vgl. Leitlinie 3 in Kapitel 2.4).
- *Katamnesetermin einplanen:* Sind Betroffene klinisch unauffällig oder durch eine geeignete Intervention ausreichend stabilisiert und frei von Belastungssymptomen, planen Sie zur Abschätzung von möglichen Spätfolgen oder Rückfällen eine systematische Katamnese im längeren Abstand (6 bis 12 Monate).

Zielkontrolle: Erfassung von Wirkungen und Komplikationen

Entsprechend den allgemeinen Grundsätzen psychosozialer bzw. psychotherapeutischer Interventionen sollte eine sukzessive Zielkontrolle demnach zur Routine gehören, wobei neben den erwünschten Effekten auch unerwünschte Wirkungen oder Komplikationen zu erfassen sind. Entsprechend der Priorisierung der Interventionsziele sollten vorrangig kinderschutzrelevante Ziele evaluiert werden, anschließend therapeutische Interventionsziele im Sinne der Symptomremission und schließlich allgemeine Ziele bei der weitergehenden Hilfeplanung, wie z. B. die Förderung der weiteren Entwicklung. Die Symptomatik sowie die Zielerreichung sollte im Therapieverlauf in regelmäßigen Intervallen mittels standardisierter Instrumente, wie z. B. Screening-Fragebögen und Zielerreichungsskalen, erfasst werden, um bei Bedarf den Therapieplan anzupassen. Bei unerwünschten Effekten einer Intervention oder bei ausbleibendem Therapieerfolg sollte in Rücksprache mit den Patienten sowie deren Bezugspersonen eine Anpassung der Interventionsstrategie und des Behandlungsplans stattfinden. Der Verlauf weiterer Unterstützungsmaßnahmen wie etwa Jugendhilfemaßnahmen oder auch der Behandlung von Bezugspersonen sollte bei Kinderschutzfällen mit im Blick behalten und in Elterngesprächen und auch Kooperationsgesprächen, wie z.B. gemeinsamen Helferrunden mit allen Beteiligten im Unterstützungssystem, erfragt werden.

Weitere Unterstützungsmaßnahmen mit im Blick behalten

Zum Ende der Psychotherapie sollte sowohl eine Erfolgsbewertung als auch eine erneute Diagnostik durchgeführt und festgehalten werden. Auch eine empfängersensible Rückmeldung der Ergebnisse an das betroffene Kind bzw. den Jugendlichen und die Bezugspersonen, ggf. und bei bestehender Schweigepflichtsentbindung auch an die weiteren Beteiligten des Unterstützungssystems, sollte zum Therapieabschluss stattfinden.

Vorgehen bei Diagnostik- und Therapieabbrüchen

Kritisch sind Situationen, wenn Patienten noch im Rahmen der diagnostischen Abklärung oder im Verlauf einer Therapie nicht weiter zu Folgeterminen erscheinen, obwohl gewichtige Anhaltspunkte für Misshandlung und/oder Vernachlässigung bestehen. Es empfiehlt sich, bei der initialen Psychoedukation auf solche typischen Schwierigkeiten präventiv hinzuweisen und anzukündigen, dass in einem solchen Fall des Diagnostik- oder Therapieabbruchs, versucht wird, die Familie weiter zu kontaktieren. Bei gewichtigen Anhaltspunkten auf eine Kindeswohlgefährdung sollte eine Beratung durch eine insoweit erfahrene Fachkraft in Anspruch genommen werden und ggf. das zuständige Jugendamt informiert werden.

Katamneseuntersuchungen

Zum Zweck der Rückfallprophylaxe und einer sorgfältigen Verlaufskontrolle empfiehlt es sich, eine erneute Vorstellung in etwas längerem Abstand, nach ca. sechs bis zwölf Monaten, zu vereinbaren. Im Rahmen dieses Katamnesetermins sollte Residual- und Rezidivsymptomatik exploriert werden und, wenn indiziert, eine erneute Intervention angebahnt werden. Bei misshandelten und vernachlässigten Patienten ist es unabdingbar, bei der Katamneseuntersuchung auch ein besonderes Augenmerk auf Hinweise für eine erneute Kindeswohlgefährdung zu legen.

2.16 Selbstfürsorge

L15 **Leitlinie 15: Selbstfürsorge beim Einsatz für betroffene Kinder und Jugendliche**

- *Selbstfürsorge ist Teil professionellen Handelns:* Kinderschutzfälle können sehr belastend sein. Es ist deshalb wichtig, dass Sie Selbstfürsorge betreiben, um auf Dauer Ihre eigene professionelle Rolle ausfüllen zu können.
- *Die eigene Rolle kennen:* In Kinderschutzfällen sind häufig viele verschiedene Akteure involviert, und jeder hat andere Aufgaben und Zuständigkeiten. Seien Sie sich Ihrer eigenen Aufgaben und Zuständigkeiten bewusst und handeln Sie diesen entsprechend.

- *Mit der Komplexität der Fälle leben:* Kinderschutzfälle sind meist komplex – einfache und optimale Lösungen gibt es in der Regel nicht. Lernen Sie, gut mit diesen Herausforderungen und Schwierigkeiten umzugehen.
- *Für sich selbst sorgen:* Um sich einen Gegenpart zu den beruflichen Belastungen zu schaffen, ist es wichtig, Ausgleich, Austausch und, wenn notwendig, Hilfe zu suchen. Nur wenn es Ihnen selbst gut geht, können Sie für Ihre Klienten eine Hilfe sein.

Kinderschutzfälle können sehr belastend sein – Selbstfürsorge ist deshalb sehr wichtig

Fälle von Misshandlung und Vernachlässigung emotionalisieren stark und werden häufig als sehr belastend erlebt. Ein unerfreulicher Fallausgang wird oft als persönliches Scheitern wahrgenommen, begleitet mit Gefühlen der Ohnmacht, der Insuffizienz etc. Hinzu kommt, dass Kinderschutzfälle in der Regel nicht alleine bearbeitet werden, sondern eine Vielzahl von Akteuren eingebunden sind und die Fälle somit geprägt sind von Unwägbarkeiten, von unerwarteten Entscheidungen und Weichenstellungen, die einzelne Personen oft nicht hinreichend beeinflussen können. Es ist deshalb von erheblicher Wichtigkeit, Selbstfürsorge zu betreiben.

Nachfolgend sollen wichtige Prinzipien und Strategien der Selbstfürsorge etwas detaillierter angesprochen werden. Ziel ist es nicht, hier definitive Lösungsvorschläge zu machen, sondern vielmehr, dafür zu sensibilisieren, dass Kinderschutz eine Aufgabe ist, die langen Atem braucht, dass man deshalb seine Kräfte einteilen muss und auch genau darauf schauen sollte, dass man sich nicht in Konflikten zwischen Institutionen oder in der Fallarbeit aufreibt.

Kinderschutzfälle sind herausfordernd

Anna Freud, die Tochter Sigmund Freuds, die sich in ihren letzten Lebensjahren in England sehr nachhaltig im Kinderschutz engagiert hat, hat das Dilemma des Kinderschutzes einmal so umschrieben, dass man in diesen Fällen stets zu spät zu wenig oder zu früh zu viel gemacht hat (Goldstein et al., 1982). Dieses Ringen um die rechte Balance bei der Interventionsplanung, das Vermeiden von Schnellschüssen aber auch des gefährdungssteigernden Wegduckens und Abwartens ist eine komplexe Aufgabe, die nicht optimal gelöst werden kann, sondern nur zugunsten der am wenigsten schädlichen Alternative. Unseres Erachtens muss man sich im Umgang mit diesen Fällen grundsätzlich davon verabschieden, die optimale Lösung für die betroffenen Kinder zu finden, denn an diesem Anspruch wird man scheitern. Menschliches Handeln, auch unterstützendes und helfendes, ist immer mit dem Risiko behaftet, Fehler zu machen, Irrtümern aufzusitzen oder gar zu scheitern.

In Kinderschutzfällen gibt es häufig keine optimale Lösung

Häufig haben wir eine genaue Vorstellung davon, wie ein Fall „laufen“ soll, und wir wünschen uns, dass andere Akteure im Kinderschutz die ihnen von uns zugedachte Rolle perfekt mitspielen. Wenn der andere dann entgegen der eigenen Vorstellung handelt, führt dies zu Kränkungen und verbitterten Kämpfen unter unterstützenden Personen. In der Realität gibt es aber unterschiedliche Auffassungen darüber, welche Intervention für das Kind bzw. den Jugendlichen oder die Jugendliche sinnvoll ist. Viele weitere Faktoren spielen für die Entscheidung eine Rolle, wie Übergabemängel, Zuständigkeitswechsel, neue Anweisungen von oben, etwa weil gerade in einer anderen Situation ein Fall schiefgegangen ist.

Wer effektiv im Kinderschutz arbeiten will, muss mit schwierigen und misslingenden Verläufen, ungenügenden Absprachen sowie im Unterstützungssystem selbst gemachten Problemen umgehen können. Häufig hat man in solchen Fällen den Impuls, sich einzuigeln, die Schuld bei anderen Akteuren zu sehen und sich aus der Kooperation zurückzuziehen. Da aber ohne Vernetzung und Zusammenarbeit effektiver Kinderschutz nicht möglich ist (vgl. Leitlinie 8 in Kapitel 2.9), ist eine solche Einstellung nicht hilfreich. Ähnlich wie in der Traumapädagogik (vgl. Kapitel 3.2.4) hilft auch in der Kooperation zwischen Fachkräften ein verstehender Ansatz: „Das Prinzip des guten Grundes". Häufig gibt es einen guten Grund, warum die Kooperationspartner so und nicht anders reagiert haben. Wenn wir die Hintergründe besser verstehen, ist die Wut schon verraucht, und es gelingt meist, „die Kurve zu kriegen". Missionarische Rechthaberei ist bei professionellem Handeln im Kinderschutz, wie in anderen Fällen, stets eine problematische Grundhaltung, die in Isolation und fallbezogenes Scheitern führt. Die Kunst des abgestimmten Fallmanagements im Kinderschutz liegt in der Fähigkeit zur Kompromissbildung, zur Übernahme oder wenigstens zum Einbezug anderer Sichtweisen und im Verständnis der eigenen professionellen Rolle.

Ohne Vernetzung und Zusammenarbeit ist effektiver Kinderschutz nicht möglich

Den betroffenen Kindern – und meist auch den sorgeberechtigten Eltern – ist nicht damit geholfen, dass sich Institutionen bzw. die dort arbeitenden Fachpersonen in die Haare bekommen. Wichtig ist, dass die Fachpersonen, die Hilfen für betroffene Kinder fordern und umsetzen, letztendlich an einem Strang ziehen. Dafür braucht es immer wieder eine Verständigung.

Fachkräfte sollten in Kinderschutzfällen „an einem Strang ziehen"

In Kinderschutzfällen kommt es immer wieder zu Situationen, in denen alles „festzustecken" scheint oder es nicht vorangeht. Dies ist schwer auszuhalten, vor allem wenn man befürchtet, dass das Kind zwischenzeitlich weiter misshandelt wird, es aus seiner Situation herausholen oder diese verändern möchte. Zentral ist es, professionellen Abstand zu wahren, zwischen dem Anerkennen rechtlicher und administrativer Prozesse sowie eigenen Gefühlen der Ohnmacht, Empörung und Ungeduld zu trennen.

Professionellen Abstand wahren

Wie bereits beschrieben, sind in Kinderschutzfällen zumeist eine ganze Reihe von Akteuren tätig. Es gehört zu den Grundgegebenheiten professionellen Handelns, dass man bestimmte Zuständigkeiten und auch Entscheidungsvollmachten anerkennt und dementsprechend handelt. Wichtig ist deshalb, sich seiner eigenen Rolle im Fall und auch der Erwartungen an andere bewusst zu sein und diese zu reflektieren. Grundfragen hierbei sind:

Zuständigkeiten und Entscheidungsvollmachten anderer anerkennen

Sich über die eigene Rolle klarwerden

- Was ist in Bezug auf einen (vermuteten) Fall von Kindeswohlgefährdung meine beruflich definierte Rolle, was sind meine konkreten Aufgaben und was die natürlichen Grenzen meines Einsatzes?
- Wer hat die Zuständigkeit und Kompetenz für Maßnahmen und Schritte, die ich als notwendig ansehe, aber nicht professionell umsetzen kann, da ich hierfür kein Mandat und/oder keine Expertise habe?

Diese Rolle und die damit gegebenen Rahmenbedingungen sollten auch in zugespitzten Situationen nicht verlassen werden. Rollenklarheit zu haben, ist auch für das Kind wichtig. Es sollte darüber informiert werden, welche Rolle und Möglichkeiten Sie als Fachperson selbst haben und wo andere Personen involviert werden müssen.

Das eigene Engagement reflektieren

Eigene Grenzen wahrnehmen und respektieren

Wie wir mit uns selbst umgehen, wird von Kindern und Jugendlichen sehr genau beobachtet. Unterstützende und helfende Personen haben deshalb immer auch eine Vorbildfunktion, wenn es darum geht, eigene Grenzen wahrzunehmen und zu respektieren. Vielen betroffenen Kindern und Jugendlichen geht es darum, wieder Kontrolle über ihr Leben zu erlangen, und sie profitieren deshalb von helfenden und unterstützenden Personen dann am meisten, wenn diese überlegt mit Nähe und Distanz, Macht und Kontrolle umgehen, ihre eigene emotionale Beteiligung reflektieren können und nicht selbst an der eigenen Belastungsgrenze agieren.

Die eigene Privatsphäre schützen

Die Grenzen der eigenen Privatheit sollte man sorgfältig schützen. Dies gilt auch für die modernen Medien (z. B. für die Nutzung von WhatsApp oder anderen Messengerdiensten, Facebook-Accounts etc.). In der Regel gibt es keinen Grund, Patienten die private Telefonnummer zu geben und auch die Angemessenheit von Kontakten über die modernen Medien sollte sorgfältig reflektiert werden.

Gar nicht so selten kann es im Rahmen von Kinderschutzfällen auch zu Bedrohungen von Helfenden durch Angeschuldigte kommen. Dies kann bis zu einer realen Gefährdung oder Beeinträchtigung von Familienmitgliedern oder Mitbewohnern führen. Auch dies ist mit zu bedenken.

Die eigene Belastung im Blick behalten

In Kinderschutzfällen kann es immer wieder zu Erlebnissen kommen, die einen auch nach „Dienstschluss" noch beschäftigen. Deshalb sollte man die eigene Belastung aufmerksam im Blick behalten und beobachten, ob z. B. Schlafprobleme oder vermehrter Alkoholkonsum, um das Schlafen anzustoßen, auftreten, oder ob man zynisch wird. Als Regel der Selbstfürsorge mag gelten, dass, wenn man dies bemerkt oder z. B. vom Lebenspartner darauf angesprochen wird, man sei abwesend, verändert, belastet, es höchste Zeit ist, sich um sich selbst zu kümmern und sich Unterstützung zu holen. Diese sollte nicht durch den Lebenspartner geleistet werden. Bei professionell erlebtem Leid ist privat geteiltes Leid nicht halbes Leid, sondern mit der Zeit gehen dadurch die notwendige Distanzierung, Relativierung und Entspannung im privaten Bereich verloren. Es ist daher unerlässlich, kollegialen Austausch (z. B. in einer Balint-Gruppe) oder Supervision zu suchen. Supervision kann auch hilfreich sein, um Entscheidungen nicht allein zu treffen, sondern geplante Maßnahmen und Schritte zu diskutieren und Fälle, insbesondere solche, die nicht positiv verlaufen sind, nachzubereiten. Auch fallbezogene Teamkonflikte sollten in einer Supervision aufgearbeitet werden.

Kollegialen Austausch und Unterstützung suchen

Häufig ist es sinnvoll, sich Aufzeichnungen über die Fallarbeit zu machen, die über geordnete Aktenführung hinausgeht, und hierbei innere Konflikte und Güterabwägung und einfache Pro- und Contra-Listen oder Nutzen-Risiko-Abwägung zu dokumentieren. Auch dies erlaubt eine gewisse emotionale Distanzierung, weil es deutlich machen kann, dass eine nebenwirkungsfreie optimale Lösung meist nicht möglich ist.

Konflikte und Güterabwägungen dokumentieren und reflektieren

Wenn eine Entscheidung anders getroffen wurde, als man es sich gewünscht hat, sollte man sich für das nächste Mal überlegen, wo man Akteure evtl. früher hätte involvieren können, wo man Dinge nicht bedacht hat etc. Manchmal steckt in einer Entwicklung, selbst einer, die man nicht unbedingt so vorhergesehen oder sich gar gewünscht hat, auch eine Chance, oder es gibt eine zweite Chance, das Ganze noch in die richtige Richtung weiterzubewegen.

Wenn in Fällen etwas schiefläuft, bleibt das Gefühl zurück, dass man im Nachhinein doch besser anders gehandelt hätte. In solchen Situationen ist es sinnvoll, rückblickend die Abläufe zu reflektieren, ggf. gemeinsam mit weiteren Beteiligten des Unterstützungssystems, Betroffenen und Angehörigen. Gerade im Kinderschutz kann man aus Fehlern lernen und sich für die nächsten Fälle besser aufstellen.

Aus Fehlern lernen

In Anbetracht dessen, was misshandelte und vernachlässigte Kinder erlebt haben, können einem die eigenen Probleme bisweilen unbedeutend erscheinen. Dies gibt Selbstfürsorge ein wenig den Anstrich von Egoismus und zu geringer Empathie. Dabei sollte jedoch immer bedacht werden, dass man sich nur dann mit ganzer Kraft und Energie auf die Unterstützung der Kinder konzentrieren kann, wenn es einem selbst gut geht. Selbstfürsorge ist also nicht nur für Fachkräfte wichtig, sondern im Endeffekt auch für die Patienten und ihre Familien.

Selbstfürsorge betreiben ist kein Egoismus

Nur wenn es einem selbst gut geht, kann man auch gut für seine Klienten tätig sein

3 Verfahren zur Diagnostik und Therapie bzw. der Linderung von Misshandlungsfolgen

3.1 Verfahren zur Diagnostik

3.1.1 Screening-Fragebögen zur Erhebung posttraumatischer Stresssymptomatik

Wie in Leitlinie 2 (vgl. Kapitel 2.3) sowie Leitlinie 11 (vgl. Kapitel 2.12) empfohlen, sollte im klinischen Kontext mit allen vorgestellten Kindern und Jugendlichen aktiv und systematisiert die Erhebung der Traumaanamnese und ggf. ein Belastungsscreening durchgeführt werden. Hierzu stehen verschiedene Fragebögen zur Verfügung, die über das Screening hinaus auch eine übersichtliche Struktur für halbstandardisierte Interviews vorgeben können. Diese Fragebögen enthalten zunächst eine Liste potenziell traumatischer Ereignisse, welche über interpersonelle Traumata (physische Gewalt, sexueller Missbrauch, häusliche Gewalt und Vernachlässigung) hinaus auch Unfälle, Krieg und Naturkatastrophen umfasst. Beim Erfragen möglicher emotionaler Symptome sowie Verhaltensauffälligkeiten sollte man sich des Weiteren nicht lediglich auf posttraumatische Stresssymptome begrenzen, um dem in Kapitel 1 dargestellten Spektrum an möglichen Traumafolgestörungen gerecht zu werden. Zur ergänzenden Erhebung aktueller allgemeiner Verhaltens- und emotionaler Probleme bietet es sich an, Breitbandverfahren zu verwenden, welche verschiedene internalisierende und externalisierende Problembereiche erfassen (vgl. Döpfner & Petermann, 2012).

In Tabelle 4 werden exemplarisch geeignete Screening-Fragebögen, welche für eine erste Exploration posttraumatischer Stresssymptome geeignet sind, aufgelistet, wobei kein Anspruch auf Vollständigkeit dieser Liste erhoben wird. Die Verfahren werden im Anschluss jeweils kurz beschrieben. Alle hier aufgeführten Instrumente sind als Hilfsmittel zum ersten Screening zu verstehen und ersetzen keine genauere Exploration der im Fragebogen berichteten potenziell traumatischen Erlebnisse mit dem Kind.

3.1.1.1 Child and Adolescent Trauma Screening Questionnaire

Die drei Versionen des *Child and Adolescent Trauma Screening Questionnaire* (CATS; Berliner & Goldbeck, 2014) basieren auf den aktuellen diagnostischen Kriterien für PTBS nach DSM-5. Es liegen eine Version zur Selbstbeurteilung der Kinder und Jugendlichen (7 bis 17 Jahre) sowie Versionen zur Fremdbeurteilung für Vorschulkinder (3 bis 6 Jahre) und für Grundschulkinder/Jugendliche (7 bis 17 Jahre) vor. Zunächst werden potenziell traumatische Ereignisse erfragt (A-Kriterium einer PTBS). Anschließend sollen darauf bezogene posttraumatische Stresssymptome nach ihrer Auftretenshäufigkeit in den

Tabelle 4: Screening-Fragebögen zu posttraumatischer Stresssymptomatik

Erfasste Bereiche	Fragebogen	Altersbereich in Jahren	Bezugsquelle
Traumatische Erlebnisse und darauf bezogene PTBS-Symptome	Essener Trauma-Inventar für Kinder und Jugendliche (ETI-KJ; Tagay et al., 2011)	12–17 Jahre	Vgl. https://www.uni-due.de/rke-pp/EssenerTraumaInventarETI.shtml
	Child and Adolescent Trauma Screening Questionnaire (CATS; Berliner & Goldbeck, 2014)	Selbstauskunft: 7–17 Jahre Bezugspersonenauskunft: 3–6 Jahre bzw. 7–17 Jahre	Vgl. M03 auf S. 97
	Diagnose-Checkliste, Fremdbeurteilungsbogen und Selbstbeurteilungsbogen für Trauma- und belastungsbezogene Störungen (DCL-TBS; FBB-TBS, SBB-TBS; Döpfner & Görtz-Dorten, 2017)	Selbstauskunft: 11–18 Jahre Bezugspersonenauskunft: 7–17 Jahre	Vgl. http://www.testzentrale.de
PTBS-Symptome	Children's Revised Impact of Event Scale (CRIES; Perrin et al., 2005)	ab 8 Jahre	Vgl. http://www.childrenandwar.org/measures
	Trauma-Screeningbogen für Kinder (TSK-10; Kenardy et al., 2006, dt. Übersetzung Goldbeck & Besier, 2007)	6–16 Jahre	Vgl. https://www.pukzh.ch/default/assets/File/Anhang_Trauma_TSK-10.pdf

vergangenen zwei Wochen sowie Beeinträchtigungen im sozialen Umfeld, innerhalb der Familie sowie in der Schule angegeben werden. Die Autoren empfehlen, bei der Version für Vorschulkinder einen Summenscore ≥ 16 und für 7- bis 17-Jährige einen Summenscore ≥ 21 als Indikator für eine klinisch relevante posttraumatische Stresssymptomatik zu werten.

3.1.1.2 Diagnose-Checkliste Trauma- und belastungsbezogene Störungen (DCL-TBS)

Die *Diagnose-Checkliste Trauma- und belastungsbezogene Störungen (DCL-TBS)* sowie der *Fremdbeurteilungsbogen* und der *Selbstbeurteilungsbogen Trauma- und belastungsbezogene Störungen (FBB-TBS sowie SBB-TBS)* sind Bestandteil des *Diagnostik-Systems für Psychi-*

sche Störungen im Kindes- und Jugendalter nach ICD-10 und DSM-5 (DISYPS-III; Döpfner & Görtz-Dorten, 2017). Sie bestehen jeweils aus zwei Teilen: Im ersten Teil werden potenziell traumatische Erlebnisse erfragt. Wird mindestens eines dieser Erlebnisse bejaht, werden im zweiten Teil darauf bezogene posttraumatische Stresssymptome erfasst. Es liegen die Symptomkriterien nach DSM-5 für die Diagnose der PTBS mit und ohne dissoziative Symptome, der akuten Belastungsstörung sowie die Kriterien der jeweils entsprechenden Diagnosen nach ICD-10 zugrunde.

3.1.1.3 Essener Trauma-Inventar für Kinder und Jugendliche

Das *Essener Trauma-Inventar für Kinder und Jugendliche* (ETI-KJ) ist ein Selbstbeurteilungsfragebogen zur Erfassung traumatischer Ereignisse und posttraumatischer Symptome nach DSM-IV-TR, welcher mittlerweile in neun Sprachen vorliegt (Tagay et al., 2011). Es besteht wie die oben beschriebenen Instrumente aus zwei Teilen: Im ersten Teil werden potenziell traumatische Erlebnisse erfragt und bei Bejahen mindestens eines Erlebnisses im zweiten Teil darauf bezogene posttraumatische Stresssymptome erhoben. Peritraumatische Dissoziation wird durch sechs zusätzliche Items erfasst. Die Aufsummierung der Items der Bereiche Wiedererleben, Vermeidung und Übererregung erlaubt eine Einteilung der posttraumatischen Stresssymptomatik in unauffällig, grenzwertig sowie auffällig. Hinweise auf das Vorliegen einer akuten Belastungsstörung ergeben sich laut den Autoren, wenn die Items zu Intrusionen, Vermeidung, Hyperarousal und Dissoziation einen Mindestwert von 35 erreichen.

3.1.1.4 Children's Revised Impact of Event Scale (CRIES)

Wurde die Traumaanamnese eines Kindes oder Jugendlichen bereits strukturiert erfasst, kann die *Children's Revised Impact of Event Scale* (CRIES; Perrin et al., 2005; unveröffentlichte deutsche Übersetzung M. Simons, 2010) eingesetzt werden, um posttraumatische Stresssymptome zu explorieren. Es sind 23 Sprachversionen der Skala unter http://www.childrenandwar.org/measures frei verfügbar.

3.1.1.5 Trauma-Screeningbogen für Kinder (TSK-10)

Der *Trauma-Screeningbogen* für Kinder (TSK-10; Kenardy, 2006; deutsche Übersetzung: Goldbeck & Besier, 2007) ist ebenso wie die *CRIES* dazu geeignet, posttraumatische Stresssymptome zu explorieren, wenn die Traumaanamnese bereits vorliegt. Der Fragebogen enthält zehn dichotome Fragen zum Wiedererleben sowie zum Hyperarousal. Vermeidungsverhalten wird nicht erfasst, da die Autoren das Instrument kurz halten und inhaltlichen Verständnisproblemen vorbeugen wollten (Brewin et al., 2002).

3.1.2 Klinische Interviews zur Diagnostik von Belastungsstörungen

Ergeben sich beim Belastungsscreening Auffälligkeiten, schließt sich ein ausführlicher diagnostischer Prozess an. Eine zuverlässige Form der Diagnosestellung erfolgt über die Verwendung klinischer Interviews. Störungsspezifische Interviews zur Exploration und Diagnosestellung von Belastungsstörungen werden im Folgenden kurz beschrieben. Für die Beschreibung weiterer klinischer Interviews, auf die bei entsprechenden internalisierenden und externalisierenden Auffälligkeiten zurückgegriffen werden sollte, wird auf den Band „Diagnostik psychischer Störungen im Kindes- und Jugendalter" (Döpfner & Petermann, 2012) verwiesen.

3.1.2.1 Interviews zu Belastungsstörungen bei Kindern und Jugendlichen

Die *Interviews zu Belastungsstörungen bei Kindern und Jugendlichen* (IBS-KJ; Steil & Füchsel, 2006) umfassen zwei Interviews: zum einen zur Erfassung einer akuten Belastungsstörung (IBS-A-KJ) für den Zeitraum der ersten Wochen nach einem traumatischen Ereignis, zum anderen das Interview zur Erfassung der posttraumatischen Belastungsstörung (IBS-P-KJ). Das IBS-P-KJ ist die deutsche Version der *Clinician-Administered PTSD Scale for Children and Adolescents*, welche die PTBS-Kriterien nach DSM-IV-TR erfasst und für 7- bis 18-Jährige geeignet ist (Nader et al., 1996). Für die Version nach DSM-5 (Pynoos et al., 2015) existiert keine deutsche Normierung. Die Interviews beginnen mit der Erhebung der jeweiligen Traumaanamnese.

3.1.2.2 Interviewleitfaden für Internale Störungen

Der *Interviewleitfaden für Internale Störungen* (ILF-INTERNAL; Görtz-Dorten & Döpfner, 2018) beinhaltet u.a. das Diagnostische Interview Traumatische belastungsbezogene Störungen (TBS), anhand dessen die DSM-5-Kriterien der PTBS (mit und ohne dissoziative Symptome) sowie einer akuten Belastungsstörung exploriert werden können.

3.1.2.3 Diagnostisches Interview bei psychischen Störungen im Kindes- und Jugendalter

Das *diagnostische Interview bei psychischen Störungen im Kindes- und Jugendalter* (Kinder-DIPS; Schneider et al., 2017) enthält ein Modul zur PTBS. Es existieren Interviewleitfäden zur Befragung von Kindern und Jugendlichen zwischen 6 und 18 Jahren sowie ihrer Bezugspersonen. Die Diagnosestellung erfolgt anhand der Kriterien nach ICD-10 oder DSM-5. Seit der dritten Auflage steht das Interview für Praxis und Forschung frei zur Verfügung (vgl. https://omp.ub.rub.de/index.php/RUB/catalog/book/101).

3.2 Verfahren zur Intervention

3.2.1 Traumafokussierte Therapieverfahren

Zeigen die Diagnostikergebnisse mehr als vier Wochen andauernde posttraumatische Stresssymptome, sind traumafokussierte therapeutische Interventionen indiziert. Essenzielle und wirksame Bausteine einer traumafokussierten Therapie nach Misshandlung und Vernachlässigung sind Psychoedukation (zu posttraumatischen Stresssymptomen sowie zu Misshandlung, Vernachlässigung und Gewalt an Kindern und Jugendlichen) und eine intensive Auseinandersetzung mit den Misshandlungserlebnissen (Exposition). Eine Übersicht über traumafokussierte Verfahren gibt Tabelle 5.

Im Folgenden werden die erwähnten Verfahren kurz beschrieben. Detailliertere Informationen zu traumaspezifischen Behandlungsformen finden sich im Leitfaden-Band „Posttraumatischen Belastungsstörung" (Steil & Rosner, 2009).

Tabelle 5: Liste traumafokussierter Verfahren zur Behandlung von Kindern und Jugendlichen mit Misshandlungserfahrungen

Indikation	Therapiemanual	Altersbereich
Traumatische Erlebnisse und darauf bezogene PTBS-Symptome	Trauma-fokussierte kognitive Verhaltenstherapie (Tf-KVT; Cohen et al., 2009a, 2009b)	7–17 Jahre
	Entwicklungsangepasste kognitive Verhaltenstherapie (E-KVT; Matulis, Resick, Rosner & Steil, 2014).	14–21 Jahre
	Prolongierte Exposition – „prolonged-exposure-Adolescents" (PE-A; Foa, Chrestman & Gilboa-Schechtman, 2009; dt. Version: 2016)	Jugendliche ab 14 Jahren
	Eye movement desensitization and reprocessing (EMDR; Hensel, 2006)	Kinder und Jugendliche aller Altersbereiche
	Narrative Expositionstherapie für Kinder (KIDNET; Schauer et al., 2011)	7–16 Jahre

3.2.1.1 Trauma-fokussierte kognitive Verhaltenstherapie

Die beste Evidenz für die Behandlung misshandelter Kinder und Jugendlicher besteht für die *traumafokussierte kognitive Verhaltenstherapie* (Tf-KVT) nach Cohen et al. (2009a), wovon auch eine deutsche Übersetzung verfügbar ist (Cohen et al., 2009b). In einer multizentrischen kontrollierten Studie (Goldbeck et al., 2016) wurde die sehr gute Wirksamkeit dieses ambulant in 8 bis 20 Sitzungen durchzuführenden Therapieprogramms auch in einer Reihe von ambulanten klinischen Einrichtungen der deutschen Regelversorgung bestätigt. Die Tf-KVT ist ein modular aufgebautes Therapiekonzept, das die intensive Einbindung einer nicht misshandelnden Bezugsperson vorsieht. Die regelmäßige Teilnahme der Bezugsperson an der Therapie ermöglicht einen guten Transfer der Therapieinhalte in den Alltag des Kindes bzw. des Jugendlichen sowie korrigierende Erfahrungen mit der Bezugsperson als unterstützender Person. Kernstück der Tf-KVT ist die Konfrontation mit den traumatischen Ereignissen im Rahmen des Erstellens eines Traumanarrativs. Dies kann auf jegliche kreative Art und Weise, beispielsweise in Form einer Geschichte, eines Comics oder eines Drehbuchs realisiert werden. Wichtig ist das Aufnehmen von Gedanken und Gefühlen des Kindes in der damaligen sowie der jetzigen Situation. Mithilfe des wiederholten Lesens oder Anschauens des Narrativs kann nun eine Habituation an das traumatische Ereignis erfolgen. Weiterhin werden dysfunktionale Kognitionen identifiziert und mithilfe kognitiver Verfahren aufgelöst. Ein „Bilanzkapitel", in dem das Kind seine jetzige Sicht auf das traumatische Ereignis sowie das Überwinden der Traumatisierung darlegt und somit Bilanz zieht, rundet das Traumanarrativ ab. Das Teilen des fertigen Narrativs mit der in die Therapie eingebundenen Bezugsperson während einer gemeinsamen Therapiesitzung ist ein wichtiger Schritt im Behandlungsverlauf. Es stellt eine erneute Exposition mit meist subjektiv wahrgenommener höherer Schwierigkeitsstufe für die Patienten dar und legt die Basis für eine gemeinsame Kommunikation über das traumatische Erlebnis zwischen Betroffenen und Bezugsperson auch nach Abschluss der Therapie.

In den weiteren Modulen der Tf-KVT werden zudem Themen wie Affektregulation, Entspannung, aber auch Erziehungsfertigkeiten der Eltern adressiert, sodass sich neben der Reduktion der posttraumatischen Stresssymptomatik auch positive Effekte auf depressive, weitere internalisierende sowie externalisierende Symptomatik zeigen (z. B. Cohen et al., 2010; Goldbeck, Muche, Sachser, Tutus, & Rosner, 2016; Lenz & Hollenbaugh, 2015; Sharma-Patel & Brown, 2016).

3.2.1.2 Entwicklungsangepasste kognitive Verhaltenstherapie

Ein speziell auf Jugendliche und junge Erwachsene mit PTBS ausgerichtetes Therapieprogramm ist die *Entwicklungsangepasste kognitive Verhaltenstherapie* (E-KVT; Matulis, Resick, Rosner & Steil, 2014). Sie basiert auf der *Cognitive Processing Therapy* (Resick et al., 2008), einem therapeutischen Ansatz, dessen Wirksamkeit bei Erwachsenen bereits nachgewiesen werden konnte. In einer Pilotstudie zeigte auch bereits die neue entwicklungsangepasste Version erste Erfolge. Derzeit wird die Wirksamkeit dieser Therapie in einer multizentrischen kontrollierten Studie mit Jugendlichen, die sexuelle oder körperliche Gewalt erlebt haben, überprüft.

3.2.1.3 Prolongierte Exposition

Ein weiteres Verfahren zur Behandlung traumatischer Belastungssymptomatik ist die prolongierte Exposition. Für den Erwachsenenbereich gilt diese Methode als evidenzbasiert und wurde bereits ausgiebig in zahlreichen wissenschaftlichen Studien untersucht (Foa & Cahill, 2001). Mit ihrem Behandlungsmanual *Prolonged Exposure Therapy for Adolescents with PTSD (PE-A)* entwickelten Foa, Chrestman und Gilboa-Schechtman (2009; Dt. Version: 2016) eine speziell an Jugendliche angepasste Version der prolongierten Exposition. PE-A erwies sich in einer randomisierten kontrollierten Studie mit Jugendlichen und Heranwachsenden nach sexuellem Missbrauch der non-direktiven Psychotherapie gegenüber als überlegen (Foa et al., 2013). Die prolongierte Exposition ist ein modularisiertes Behandlungsverfahren mit kognitiv-verhaltensorientiertem Ansatz. Neben Psychoedukation zu posttraumatischen Stresssymptomen, Wirkweise und Ziel der Behandlung gilt die Auseinandersetzung mit den erlebten traumatischen Erfahrungen als essenzieller Bestandteil der Therapie. Durch eine systematische Konfrontation wird den Betroffenen ermöglicht, die traumatischen Erinnerungen emotional verarbeiten zu können. Auf diese Weise kann Habituation der Gefühlsreaktion eintreten, was schließlich zu einer Linderung der PTBS-Symptomatik führt. Die Konfrontation geschieht unter Anleitung der Therapeutin bzw. des Therapeuten. Im Rahmen von Hausaufgaben sollen sich die Betroffenen auch selbstständig zwischen den Sitzungen einer In-vivo-Exposition stellen. Am Ende der Therapie wird ein Abschlussprojekt, beispielsweise in Form einer Schreibaufgabe erstellt, in der die Betroffenen das Trauma, aber auch ihre Therapieerfolge protokollieren (Foa, Chrestman & Gilboa-Schechtman, 2009; Dt. Version: 2016).

3.2.1.4 EMDR mit Kindern und Jugendlichen

EMDR wurde für die Behandlung von PTBS bei Erwachsenen entwickelt, gilt für diese Patientengruppe und diese Indikation auch als evidenzbasiert (Cuijpers et al., 2018). Die Studienlage für die Arbeit mit Kindern und Jugendlichen ist bislang nicht ausreichend.

Zentrales Element der EMDR ist die Nachbearbeitung der traumatischen Erinnerungen (Traumakonfrontation in sensu) während bilateraler Stimulation (z. B. seitliche Augenbewegungen), bis die Belastung merklich abgenommen hat.

3.2.1.5 Narrative Expositionstherapie mit Kindern und Jugendlichen (KIDNET)

Auch bei der *narrativen Expositionstherapie* (NET; Schauer et al., 2011), einem weiteren Verfahren mit kognitiv-verhaltensorientiertem Ansatz, ist die Auseinandersetzung mit den traumatischen Geschehnissen zentral. Die Version KIDNET bietet ein speziell für die Anwendung bei Kindern und Jugendlichen zwischen 7 und 16 Jahren ausgerichtetes Therapieprogramm der narrativen Expositionstherapie. Während der acht Sitzungen werden Hilfsmittel wie Rollenspiele und Zeichnungen, aber auch symbolische Objekte wie Blumen, Federn, Steine und Seile zum Einsatz gebracht, die es den Kindern und Jugendlichen erleichtern sollen, ihr Lebensnarrativ zu erstellen. Die Wirksamkeit von KIDNET konnte bereits in verschiedenen kulturellen Settings gezeigt werden (vgl. Schauer, Neuner & Elbert, 2017), jedoch ist die Studienlage noch nicht ausreichend, um die Übertragbarkeit ins deutsche Versorgungssystem nachzuweisen.

3.2.2 Videobasierte Bindungsförderung

Mit dem Aus- und Aufbau der Frühen Hilfen haben sich zunehmend spezifische therapeutische Ansätze zur Stärkung elterlicher Beziehungs- und Erziehungskompetenzen etabliert; sie sind meist bindungs- und videobasiert. Sie lassen sich gleichermaßen ambulant als auch (teil-)stationär einsetzen. Als spezifische Bindungsinterventionen werden Programme wie *STEEP* (Steps Toward Effective and Enjoyable Parenting; Erickson & Egeland, 2006; Suess et al., 2016) oder die Entwicklungspsychologische Beratung (EPB, Ziegenhain & Fegert, 2018; Pillhofer et al., 2015) eingesetzt. Beide Ansätze werden in den S2k-Leitlinien „Psychische Störungen im Säuglings-, Kleinkind- und Vorschulalter“ (AWMF-online) als Interventions-Indikation empfohlen. Evaluationen belegten eine Verbesserung der mütterlichen Feinfühligkeit im Laufe der Intervention. Auch das mütterliche Misshandlungsrisiko sank im Vergleich zur Kontrollgruppe. Die Entwicklungspsychologische Beratung bezieht über die Förderung feinfühligen elterlichen Verhaltens spezifisch die Vermittlung von Ausdrucks-, Belastungs- und Bewältigungsverhaltensweisen von Säuglingen und Kleinkindern mit ein. Durch die Reflexion des elterlichen Verhaltens und der kindlichen Feinzeichen kann eine individuelle Diagnostik, Wissensvermittlung, Beratung und – falls nötig – Hilfeplanung und Perspektivklärung erfolgen. Die Beratung erfolgt ressourcenorientiert und wertungsfrei im Beisein des Säuglings. Zunächst werden gelungene Videosequenzen hervorgehoben und elterliche Kompetenzen herausgearbeitet. Anschließend werden nicht gelungene Interaktionssequenzen aus der Perspektive des Säuglings beschrieben und lösungsorientiert bearbeitet. Eine unmittelbare Erprobung des Gelernten im geschützten Rahmen wird ermöglicht, und die Eltern werden so in ihrer Elternrolle gestärkt.

Bindungsbasierte Interventionen werden im Rahmen von Angeboten der Kinder- und Jugendhilfe (z. B. Sozialpädagogische Familienhilfe, Erziehungsberatung) und des Gesundheitssystems bzw. der Frühförderung, der Schwangerenberatung (vgl. Kapitel 2.2) eingesetzt. Sie ist als Interventionsbaustein konzipiert und damit flexibel in unterschiedliche Arbeitsfelder integrierbar.

In jüngerer Zeit wurden bindungsorientierte Ansätze auch für die Therapie bei Kindern jenseits der frühen Kindheit mit dem Ziel entwickelt und erprobt, Eltern für die Bedürfnisse und die Erlebensperspektive ihres Kindes zu sensibilisieren und die Beziehung mit ihm zu verbessern. Die *Entwicklungspsychologische Beziehungstherapie* (EPT 4-10;

Gloger-Tippelt, Ziegenhain, Künster & Izat, 2014) beruht auf zwei Komponenten, der Bindungsrepräsentation des Kindes (mittels des sogenannten Geschichtenergänzungsverfahrens, GEV) und einer Verhaltensbeobachtung von Eltern und Kind in verschiedenen Settings, die als Elemente sowohl zur Diagnostik als auch zur Intervention (Videofeedback) genutzt werden.

3.2.3 Multisystemische Therapie für misshandelte und vernachlässigte Kinder

Ein weiterer gut evaluierter Behandlungsansatz für die Linderung von Misshandlungsfolgen ist die multisystemische Therapie für misshandelte und vernachlässigte Kinder (MST-CAN; Swenson et al., 2010). Es handelt sich hierbei um eine sehr intensive, ca. sechs bis neun Monate andauernde aufsuchende Behandlungsmethode, welche die gesamte Familie miteinbezieht und sowohl psychotherapeutische als auch sozialpädagogische Ansätze umfasst. Die deutschsprachige Version wurde in der Schweiz positiv evaluiert (Rhiner et al., 2011; Rehberg et al., 2011). Eine Implementierung der multisystemischen Therapie im deutschen Regelversorgungssystem ist bislang nicht gelungen.

3.2.4 Traumapädagogik

Die Traumapädagogik umfasst verschiedene pädagogische Arbeitsweisen und Methoden, die das Ziel haben, Menschen, die ein traumatisches Ereignis erlebt haben, in ihrem Alltag und bei der Bewältigung des Erlebten zu unterstützen. Zumeist finden diese Maßnahmen in der stationären Kinder- und Jugendhilfe Anwendung, können aber auch auf viele andere Arbeitsbereiche übertragen werden, wie etwa die Arbeit mit Menschen mit psychischen Störungen oder Behinderung, Senioren und Menschen mit Fluchterfahrung.

Im Unterschied zur Traumatherapie, in der in einem zeitlich klar umrissenen Rahmen psychotherapeutische Interventionen zur Anwendung gebracht werden, kommen traumapädagogische Maßnahmen im Alltag zur Anwendung. Traumatherapie und Traumapädagogik sollen sich hier im Idealfall ergänzen.

Traumatisierte Kinder und Jugendliche haben häufig sehr negative Beziehungserfahrungen gemacht. In vielen Fällen wurde das Trauma von Bezugspersonen, die eigentlich Schutz und Sorge garantieren sollten, verursacht oder nicht verhindert. Primäres Ziel der Traumapädagogik ist es deshalb, korrigierende kontinuierliche Beziehungserfahrungen anzubieten. Weiterhin soll durch einen sicheren strukturellen Rahmen, den sogenannten „sicheren Ort“, Stabilität angeboten werden. Dieser strukturelle Rahmen umfasst sowohl räumliche Voraussetzungen als auch strukturierte und gleichbleibende Abläufe im pädagogischen Alltag. Bei den räumlichen Voraussetzungen sollte darauf geachtet werden, dass die Kinder und Jugendlichen Rückzugs- und Bewegungsmöglichkeiten haben, möglichst wenig potenzielle traumabezogene Triggerreize vorliegen und es klar erkennbare Sicherheitsmaßnahmen gibt.

Der Fachverband Traumapädagogik (vormals BAG-Traumapädagogik[5]) hat Grundsätze formuliert, die bei der Arbeit mit traumatisierten Kindern und Jugendlichen befolgt werden sollten:

- *Annahme des guten Grundes*: Traumatisierte Kinder und Jugendliche haben einen guten Grund für das von ihnen gezeigte Verhalten. Dieses ist als Überlebensstrategie anzusehen, die ihnen ermöglicht hat, mit den tiefgreifenden Ereignissen umzugehen. Das Verhalten muss zunächst in diesem Sinne anerkannt und gewürdigt werden, bevor es möglich ist, gemeinsam mit den Kindern und Jugendlichen alternative Verhaltensstrategien zu entwickeln.
- *Wertschätzung*: Den Kindern und Jugendlichen muss die Möglichkeit gegeben werden, sich selbst als wertvolle Persönlichkeiten zu erleben und ein positives Selbstbild aufzubauen.
- *Partizipation*: Die Kinder und Jugendlichen sollen an der Gestaltung ihrer Lebensbedingungen teilhaben können. Hierdurch erleben sie sich als selbstwirksam und kompetent für ihr eigenes Leben. Die Lebensumstände sollen so gestaltet werden, dass sie von den Kindern und Jugendlichen als kontrollier- und beeinflussbar erlebt werden.
- *Transparenz*: Traumatisierte Kinder und Jugendliche haben Hierarchien und Macht häufig in willkürlicher und wenig vorhersagbarer Weise erlebt. Ihr Lebensumfeld ist deshalb so zu gestalten, dass dieses als sicher und berechenbar wahrgenommen wird. Auch Entscheidungen und Arbeitsabläufe sollen transparent gestaltet werden.
- *Spaß und Freude*: Traumata gehen mit einer Vielzahl negativer Gefühle einher. Wichtig ist es deshalb, positive Gefühle durch gemeinsame positive Erlebnisse zu erzeugen und zu fördern. Dies ist ein wesentlicher Faktor für den Aufbau von Ressourcen und Widerstandsfähigkeit.

Weitere Ziele im Sinne der Traumapädagogik sind die (Weiter-)Entwicklung von sozialen Kompetenzen und sozialer Wahrnehmung, die Förderung der Sinnes-, Körper- und Selbstwahrnehmung, die Emotionsregulation und der Aufbau einer verbesserten Selbstwirksamkeitserwartung der traumatisierten Kinder und Jugendlichen.

Merke

Besonders wichtig sind traumapädagogische Angebote für Kinder und Jugendliche in stationären Jugendhilfeeinrichtungen. Kinder und Jugendliche in diesen Einrichtungen haben vielfach schon mehrere traumatische Erfahrungen gemacht und sind deshalb besonders vulnerabel. Zudem haben sie durch die Unterbringung weitere einschneidende Veränderungen in ihrem Leben erlebt, wie etwa die Trennung von den Bezugspersonen, Geschwistern und Peers. Überdurchschnittlich häufig werden sie außerdem in der eigentlich als Schutz gedachten Einrichtung wiederum Opfer von Übergriffen, z. B. durch mitbetreute Kinder und Jugendliche oder auch Betreuungspersonen.

---

5 Siehe Webseite http://fachverband-traumapaedagogik.org/start.html

3.3 Exkurs: Morphologische Befundmuster bei körperlicher Misshandlung *(Stefan Pollak und Sieglinde Ahne)*

Einleitung

Die Rechtsmedizin gilt als Mutterfach der begutachtenden Medizin. Zu ihren Kernaufgaben gehören die Dokumentation und Interpretation von Körperverletzungen und Gesundheitsschädigungen – sowohl bei lebenden Patienten bzw. Probanden („Klinische Rechtsmedizin") als auch bei bedenklichen Todesfällen („Forensische Pathologie"). Im Mittelpunkt steht dabei die Rekonstruktion von Geschehensabläufen, also auch die Abklärung des Verletzungshergangs, besonders wenn die Verursachung strittig bzw. zweifelhaft ist. Bei Verdacht auf Kindesmisshandlung stellt sich dem untersuchenden Arzt die Kardinalfrage, ob gegebenenfalls vorhandene Verletzungen im Zuge eines Unfalls („akzidentell") oder durch intendierte physische Fremdeinwirkung („nicht akzidentell") entstanden sind. Für diese verantwortungsvolle und oft schwierige Unterscheidung sollen im Folgenden einige hilfreiche Kriterien vorgestellt werden, ohne den Anspruch zu erheben, dass mithilfe eines starren Beurteilungsschemas jeder Einzelfall gelöst werden kann.

Der vorgegebene Rahmen erfordert eine thematische Beschränkung. Gegenstand der nachfolgenden Erörterung ist ausschließlich die körperliche Misshandlung von Kindern; die Vernachlässigung, der sexuelle Missbrauch und die emotionale Misshandlung bleiben in diesem Kontext unberücksichtigt. Spezielle Aspekte wie Knochenläsionen, Verletzungen innerer Organe, das Schütteltrauma, das Münchhausen-by-proxy-Syndrom und (versuchte) Kindstötungen werden ebenfalls ausgeklammert; diesbezüglich wird auf die einschlägige Literatur verwiesen. Stattdessen soll das Hauptaugenmerk auf jene Befunde gelenkt werden, die schon bei der äußeren Untersuchung (einschließlich der Körperöffnungen) den Verdacht einer Kindesmisshandlung begründen können.

Allgemeine Hinweiszeichen

Auch wenn sich die diagnostische Abklärung einer physischen Misshandlung vorrangig auf die am kindlichen Körper erhobenen Befunde stützt, gibt es weitere Indikatoren und Umstände, die auf ein nicht akzidentelles Trauma hindeuten können:

- Fragen nach der Entstehungsweise festgestellter Verletzungen werden von Seiten der Erziehungsperson(en) oft dahingehend beantwortet, dass man dafür keine Erklärung habe. In anderen Fällen ist der berichtete Hergang mit dem tatsächlichen Verletzungsbild nicht in Einklang zu bringen (mangelnde Plausibilität aus biomechanischer Sicht). Auch variierende Angaben zur Traumaursache können die Annahme eines nicht akzidentellen Geschehens erhärten. Nicht selten werden wiederholte Stürze wegen behaupteter „Ungeschicklichkeit" des Kindes oder Auseinandersetzungen mit Geschwistern als Verletzungsursachen genannt. Solche Aussagen sollten nicht unkritisch akzeptiert werden.

- Besonders im (frühen) Säuglingsalter ist zu prüfen, ob das Kind in Anbetracht seiner motorischen Entwicklung überhaupt zu Aktivitäten mit nachfolgender Selbstverletzung befähigt war.
- Eine verzögerte Inanspruchnahme ärztlicher Hilfe ist suspekt, wenn die Notwendigkeit einer raschen diagnostischen Abklärung bzw. Therapie auch für medizinische Laien auf der Hand liegt. Ein unbegründeter Wechsel des Arztes oder der Behandlungseinrichtung im Sinne eines sogenannten „Doctor Hoppings“ kann darauf abzielen, die Vorgeschichte in Bezug auf frühere Traumata zu verschleiern. Der Nachweis älterer, unversorgt gebliebener Verletzungen lässt gleichfalls an eine nicht akzidentelle Entstehung denken.
- Auf etwaige Verhaltensauffälligkeiten bei (wiederholter) Kindesmisshandlung (z.B. „frozen watchfulness“) kann hier nicht näher eingegangen werden. Ältere Kinder verschweigen oft aus Angst und/oder Scham den wahren Grund ihrer Verletzungen. Umgekehrt kommt es keineswegs selten vor, dass Kinder eine Erziehungsperson zu Unrecht der Misshandlung bezichtigen. Bei aller Empathie für die jungen Patienten ist es daher ratsam, die ärztliche Einschätzung soweit wie möglich auf Fakten und objektive Befunde zu gründen.

Analyse des Verletzungsbildes

Die Untersuchung des Kindes sollte grundsätzlich die gesamte Körperoberfläche einschließlich der üblicherweise bekleideten Regionen und die natürlichen Körperöffnungen umfassen. Die dabei erhobenen Verletzungsbefunde sind nach folgenden Parametern zu beurteilen: (1) Art des Traumas (stumpfe Gewalt, thermische Einwirkung); (2) Lokalisation; (3) Zahl und Verteilung; (4) Konfiguration und Größe; (5) Verletzungsalter (Hinweise auf mehrzeitige Traumatisierung?).

In Abhängigkeit vom Untersuchungszeitpunkt ist zu bedenken, dass flüchtige Veränderungen (z.B. Hauterytheme, Schwellungen) bereits abgeklungen sein können, während sich andere Befunde mitunter erst im Verlauf von mehreren Stunden an der Körperoberfläche manifestieren (z.B. manche prellungsbedingten Hämatome).

In Ergänzung zur verbalen Beschreibung der Verletzungen (hinsichtlich Art, Lage, Größe, Form und Farbe) empfiehlt sich eine fotografische Dokumentation unter Verwendung eines Längenmaßes. Die auf den Befunden basierenden Schlussfolgerungen sollten in Zweifelsfällen zurückhaltend sein. Überinterpretationen sind unbedingt zu vermeiden.

Stumpfe Gewalt

Körperliche Misshandlungen von Kindern erfolgen entweder durch unmittelbar ausgeübte Körperkraft (Schläge mit der flachen Hand oder Faust, Stöße, Fußtritte, Bisse) oder unter Verwendung eines Schlagwerkzeuges (Stock, Gürtel, Teppichklopfer, Besenstiel, Kochlöffel, Kabelschlinge). Am Einwirkungsort können Hautrötungen, Schürfungen, Hämatome oder Rissquetschwunden zurückbleiben.

- Rötungen (Erytheme) beruhen auf einer lokalen mechanischen Irritation mit konsekutiver Weitstellung der kleinen Hautgefäße. Es handelt sich um ein flüchtiges Phänomen, das mit einer Gewebsschwellung und/oder petechialen Hautblutungen einhergehen kann. Bloße Hautrötungen sind zumeist nur wenige Stunden sichtbar, in Ausnahmefällen auch länger (bis maximal zwei Tage). Bei Schlägen mit der flachen Hand markieren die Rötungen die Begrenzung der Finger bzw. die Vertiefungen der Fingerzwischenräume.
- Hautabschürfungen (Exkoriationen) entstehen entweder durch tangentiale Abschindung der Epidermis oder durch annähernd orthogonale Druckwirkung mit Schädigung/Verlust der Oberhaut. Ein Beispiel für die erstgenannte Variante sind Fingernagelkratzspuren. Im zweiten Fall können die Exkoriationen formgetreu Konturen/Erhabenheiten des verursachenden Gegenstandes bzw. Schlagwerkzeuges wiedergeben (sogenannte „patterned abrasions“, z. B. geformte Abprägung einer Gürtelschnalle oder eines an der Schlaghand getragenen Siegelringes). Typisch für Fingernagelkratzspuren sind parallele Verläufe, wobei die streifigen Exkoriationen eine gleichmäßige Breite von einigen Millimetern haben. Die Impression von Fingernagelrändern hinterlässt komma- oder halbmondförmige Schürfungen.
- Hautein- und -unterblutungen (intra- und subkutane Hämatome) sind Blutex-travasate, die im Korium und/oder in der Subkutis gelegen sein können. Bei subepidermaler Lokalisation erscheint die Gewebseinblutung im frischen Zustand karminrot, während die in der Tiefe des Fettgewebes gelegenen Hämatome anfänglich einen blauvioletten Farbton haben („blauer Fleck“). Der visuelle Farbeindruck resultiert aus der wellenlängenabhängigen Absorption und Remission des Lichtes in Abhängigkeit von der Schichtenzugehörigkeit der Blutansammlung.

Die meisten Hämatome sind uncharakteristisch konfiguriert (rundlich oder oval); unter günstigen Umständen können sie aber auch charakteristische Formmerkmale wiedergeben. Intradermale Hämatome sind typischerweise aus zahlreichen punktförmigen/kleinfleckigen Einblutungen zusammengesetzt und scharf begrenzt, während subkutane Hämatome zur diffusen Ausbreitung tendieren. Bei dunkel pigmentierter Haut lassen sich ansonsten unsichtbare Blutergüsse mit Infrarot-Lichtquellen darstellen.

Eine Rötung, Schwellung und lokale Druckschmerzhaftigkeit sind Indizien für eine stattgehabte Prellung der betroffenen Region, auch wenn eine Hämatomverfärbung (noch) nicht sichtbar ist. Monokel- und Brillenhämatome können nicht nur durch direkte stumpfe Gewalteinwirkung gegen die Orbitalregion entstehen (z. B. durch Faustschlag), sondern auch indirekt durch Fortleitung (schwerkraftbedingt bei Weichteilverletzung der Stirn oder bei Orbitadachfraktur).

Eine Altersschätzung von Hämatomen aufgrund von Farbveränderungen sollte wegen der großen Variabilität nur mit äußerster Zurückhaltung vorgenommen werden. Eine Gelbfärbung (beginnend im Randbereich des Hämatoms) kann u. U. schon nach einem Tag angetroffen werden. Auch eine scharfe oder unscharfe Begrenzung des Hämatoms ist kein verlässliches Kriterium des Verletzungsalters.

Mitunter sind spontan oder durch Bagatelltraumen verursachte Hämatome das erste Symptom einer noch nicht diagnostizierten hämatologischen Grundkrankheit mit hämorrhagischer Diathese. Auch an die Möglichkeit eines Mongolenflecks, eines kutanen Hämangioms oder von Striae distensae ist zu denken.

Rissquetschwunden entstehen durch stumpfe bzw. stumpfkantige Traumatisierung in Körperregionen mit einem knöchernen Widerlager (behaarte Kopfhaut, Stirn, Nasenwurzel, Orbitarand, Jochbeingegend und Kinn). Verletzungsursächlich ist entweder die Einwirkung eines bewegten Gegenstandes bzw. Körperteils (z. B. Stuhlbein, Faust, beschuhter Fuß) oder ein heftiger Anprall gegen ein festes Hindernis (Wand, Möbelstück) bzw. auf dem Boden. Rissquetschwunden verfügen über geschürfte, unterblutete, meist unregelmäßige Wundränder, die in der Nähe der Wundwinkel über Gewebsbrücken miteinander in Verbindung stehen. Die begleitende Schürfung kann Auskunft über Formmerkmale (Konturen, Oberflächenstrukturen) eines Tatmittels geben. Manchmal erleichtert Fremdmaterial, das in den Wundspalt eingelagert ist, die Zuordnung zu einem bestimmten Gegenstand.

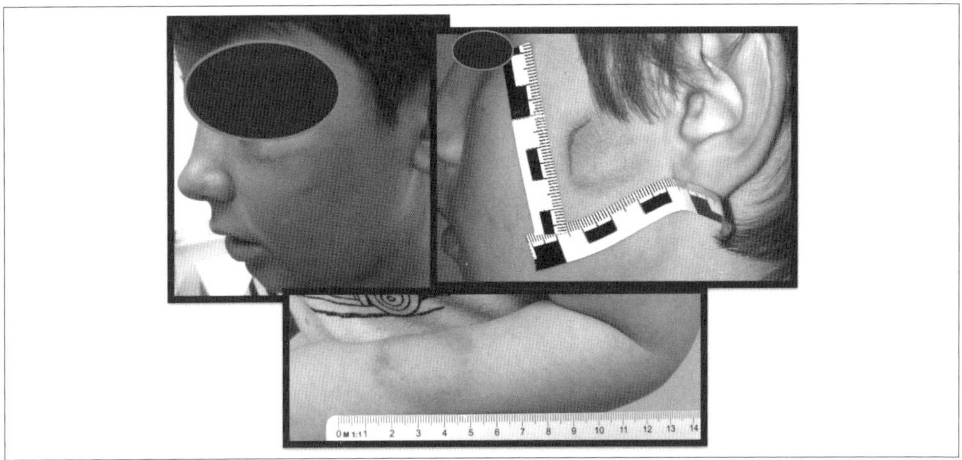

Abbildung 6: Zwei parallele lineare Hämatome an der linken Wange nach Schlag mit der flachen Hand (li.); geformte Schürfung und Hämatomverfärbung nach Auftreffen einer Gürtelschnalle (re.); Bissring am linken Unterarm (unten)

Thermische Hautschäden

Sie können durch trockene oder feuchte Hitze hervorgerufen werden; im zweiten Fall spricht man von Verbrühungen. Beide Formen der Verbrennung werden im Rahmen von Kindesmisshandlungen beobachtet.

- Wenn die Haut direkt mit einer heißen Oberfläche in Berührung kommt, resultiert eine sogenannte Kontaktverbrennung, bei der sich Gestaltmerkmale des einwirkenden Gegenstandes wie Größe, Begrenzung und Oberflächenrelief abprägen können. Dies erlaubt u. U. Rückschlüsse auf die Art der Zufügung (z. B. durch Zigarettenglut, mit einem Bügeleisen oder Lockenstab, durch Anpressen der betroffenen Hautregion an einen Heizkörper). Je nach Temperatur und Expositionszeit sind Verbrennungen aller Grade möglich.

- Misshandlungsbedingte Verbrühungen werden mehrheitlich durch Eintauchen in heißes (Bade-)Wasser (Immersion), seltener durch Überschütten mit heißer Flüssigkeit zugefügt. Meist handelt es sich um flächenhafte und scharf begrenzte Hitzeschäden von annähernd gleicher Intensität. Immersionsverbrühungen an den Gliedmaßen sind typischerweise handschuh- oder strumpfförmig angeordnet, wobei die geradlinige Grenze zur unversehrten Haut anzeigt, wie tief der Körperteil eingetaucht wurde.

Unfallmäßige Verbrühungen kommen häufig durch Übergießen des Oberkörpers zustande (Herunterziehen von Töpfen, Kannen und Tassen mit heißen Flüssigkeiten). Die Intensität der thermischen Hautschädigung nimmt in solchen Fällen von oben nach unten ab, manchmal unter Bildung riemenförmiger Ausläufer. Verspritzte heiße Flüssigkeiten führen zu irregulär verteilten Verbrühungen („splash burns"). Kleidungsstücke, die dem Körper eng anliegen, können bei kurzzeitiger Hitzeexposition eine Schutzwirkung entfalten (mit der Folge einer lokalen Aussparung der Verbrennungen).

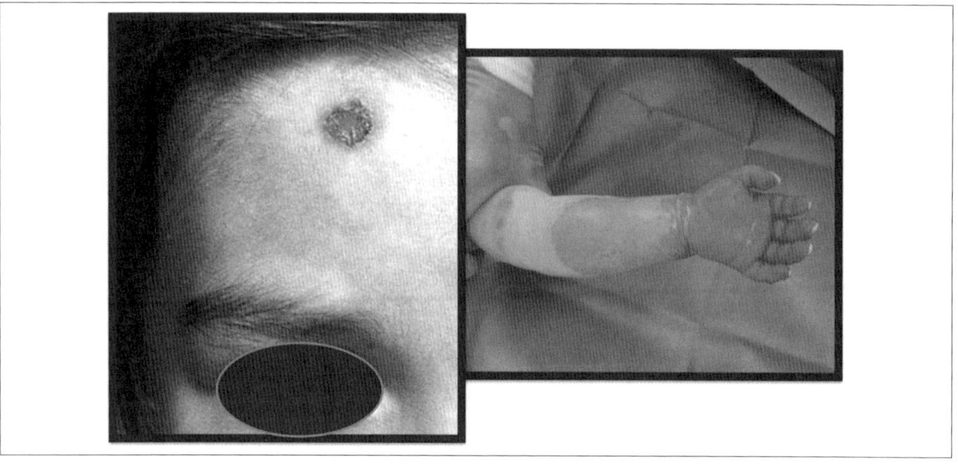

Abbildung 7: Kontaktverbrennung durch Zigarettenglut (li.); Handschuhförmige Verbrühung nach Eintauchen in heißes Wasser (re.)

Lokalisation

Zu den Prädilektionsstellen nicht akzidenteller, misshandlungsbedingter Verletzungen zählen: hohe Scheitelregion, Augen, Ohren, Mund und Wangen; Rücken, Gesäß, Rückseiten der Beine, Streckseiten der Unterarme, Handrücken; Vorderseite des Rumpfes.

An der Kopfhaut bezeichnen Schürfungen, Hämatome und Rissquetschwunden die Orte stumpfer Traumatisierung. Wenn Haarbüschel ausgerissen wurden, kann im betroffenen Bereich zusätzlich ein subgaleales Hämatom mit tastbarer Schwellung vorliegen.

Bei Schlägen gegen die Augenregion tritt typischerweise ein Monokelhämatom auf. Verletzungen der Ohrmuschel, der retroaurikulären Kopfhaut und des Trommelfells sind stets verdächtig auf eine Misshandlung. Durch Schlagen mit der flachen Hand oder Faust, aber auch durch Treten gegen den Kopf können Rötungen, Schwellungen, Hämatomverfärbungen und Hauteinrisse (meist am hinteren Ohrmuschelansatz) verursacht sowie Ohrschmuck ausgerissen werden. Die angrenzenden Wangen zeigen oft parallelstreifige Rötungen und/oder Hämatome von Schlägen mit der flachen Hand.

In der Mundregion weisen Schwellungen, Schürfungen, Hämatomverfärbungen und Einrisse der Lippen(-innenseiten) auf Orte direkter stumpfer Traumatisierung hin; Kiefer bzw. Zähne fungieren dabei als Widerlager. Frontzähne können luxiert, abgebrochen oder ausgebrochen sein. Verletzungen des Zahnfleisches, des labialen Frenulums, des Gaumens und des Rachens sind potenzielle Folgen eines gewaltsamen Fütterns mit einem Löffel.

Zur Differenzierung von Sturz- und Schlagverletzungen des Kopfes wird die sogenannte Hutkrempenregel herangezogen. Demnach liegt bei Stürzen auf eine ebene Standfläche der Einwirkungsort in Höhe der gedachten Hutkrempe oder darunter. Diese Regel gilt nicht bei Treppenstürzen, bei größeren Fallhöhen oder beim intermediären Anprall an einem Zwischenhindernis.

Hämatome an den Unterarmen und Handrücken können von Deckungsversuchen herrühren (schützendes Hochheben der Arme zur Vermeidung von Treffern im Kopf-Halsbereich). Rundliche, gruppierte Blutergüsse an den Oberarmen oder am seitlichen Brustkorb sind oft durch Festhaltegriffe verursacht. Am Gesäß und an den Oberschenkeln finden sich häufig striemenartige Verletzungen von Schlagwerkzeugen. Bei Subkutan-

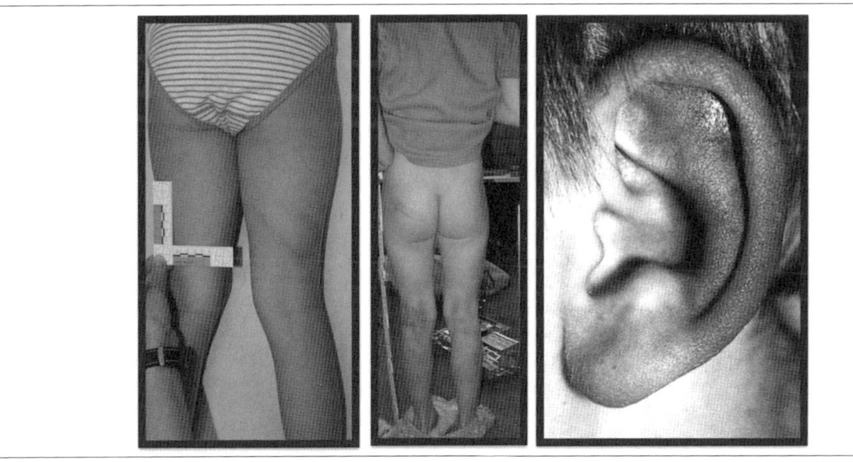

Abbildung 8: Bogiges Hämatom an der Rückseite des rechten Oberschenkels nach Schlag mit einer Kabelschlinge (li.); doppelstreifiges Hämatom an der linken Gesäßhälfte nach Stockschlag (Mitte); Hämatom an der linken Ohrmuschel (Schlagverletzung) (re.)

hämatomen ist zu bedenken, dass sie die Tendenz haben, sich im Verlauf von Tagen in benachbarte Körperregionen auszubreiten. Eine ausgedehnte Hämatomverfärbung braucht daher nicht Ausdruck einer großflächigen Gewebskompression zu sein.

Zahl und Verteilung

Körperliche Misshandlungen gehen in vielen Fällen mit wiederholter Gewalteinwirkung einher (mehrfache Schläge, Tritte, Stöße). Wenn dabei stets dieselben Körperregionen exponiert sind, ergibt sich eine Gruppierung der Einzelverletzungen in einem umschriebenen Areal (z. B. Gesäßregion). Eine parallele Anordnung unterstreicht den repetitiven Charakter der Traumatisierung. Die Anwesenheit von Verletzungen gleichen Alters an der Vorder- und Rückseite sowie an beiden Körperhälften spricht gegen eine akzidentelle Entstehung im Rahmen eines einzeitigen Sturzes auf ebener Standfläche.

Konfiguration und Größe

Beispiele für geformte Rötungen („Handabdruck" nach Ohrfeige) und Schürfungen (Kratzer, Impressionsmarken von Fingernägeln) wurden bereits genannt.

Intrakutane Hämatome geben oft formgetreu das Oberflächenrelief des zur Einwirkung gekommenen Gegenstandes oder eines interponiert gewesenen Kleidungsstückes wieder. Die subepidermal gelegenen Blutextravasate stellen typischerweise einen Negativabdruck dar: Sie korrespondieren mit den Vertiefungen, während sich die Erhabenheiten nicht als Hauteinblutungen abzeichnen. Dementsprechend findet man bei Trittverletzungen ein Muster aus Intrakutanblutungen, das den rillenförmigen Vertiefungen der Schuhsohle entspricht. Schläge und Tritte gegen bekleidete Körperregionen führen zu Textilabdruckmarken, besonders wenn auf der Haut ein grob strukturiertes Gewebe getragen wurde. Bei Schlägen mit der flachen Hand können entlang der Fingerzwischenräume nicht nur Rötungen, sondern auch Intrakutanblutungen auftreten, was eine längere Sichtbarkeit zur Folge hat. Manchmal entstehen Lederhautblutungen nicht durch positiven Druck, sondern durch Sogwirkung (z. B. Ansaugen der Haut bei der Zufügung von Bissverletzungen).

Die meisten Subkutanhämatome sind rundlich oder oval, was Rückschlüsse auf die verletzende Ursache erschwert oder unmöglich macht. Umso wichtiger ist es, Blutergüsse mit charakteristischen Formmerkmalen richtig zu deuten. Im Zusammenhang mit Kindesmisshandlungen sind striemenförmige Schlagverletzungen, Druckmarken von Festhaltegriffen und Menschenbisse hervorzuheben.

Doppelstreifige, lineare Hämatome werden nach Schlägen mit stabförmigen Gegenständen (Stöcke, Ruten, Besenstiele etc.) angetroffen. Es handelt sich um paarig und parallel angeordnete Einblutungen in die Subkutis; die Haut zwischen zwei zusammengehörenden Hämatomen (der eigentliche Auftreffbereich des Schlagwerkzeuges) bleibt von der Verfärbung ausgespart. Auch flexible Instrumente (Gürtel, offene Schlingen aus Seilen und Kabeln) erzeugen ein typisches Doppelstreifenmuster.

Besondere Beachtung verdienen auch jene Subkutanhämatome, die beim kraftvollen Zugreifen oder Festhalten durch Druckwirkung von Fingerspitzen oder -kuppen zustande kommen. Es handelt sich um rundliche, etwa 1 bis 1,5 cm große Hautunterblutungen, die typischerweise gruppiert bzw. aneinandergereiht an den Oberarmen oder in den seitlichen Thoraxbereichen lokalisiert sind.

Hämatome durch Menschenbiss werden bei kindlichen Misshandlungsopfern nicht selten festgestellt. Sie imponieren als ovale Subkutanblutungen (sogenannte Bissringe), deren Größe und Form die Frontzahnbereiche des Ober- und Unterkiefers widerspiegeln. An den Einwirkungsstellen der Schneidekanten kann die Haut geschürft und/oder oberflächlich durchtrennt sein. Das Zentrum der Bissringe ist blass, sofern nicht sogbedingte Intrakutanblutungen hinzugetreten sind (siehe oben). Wenn Bissverletzungen von anderen Kindern (mit Milchgebiss) zugefügt wurden, dann sind die Abmessungen deutlich kleiner als bei Verursachung durch eine Person nach der zweiten Dentition.

Hämatome, die anfänglich uncharakteristisch geformt waren, können nachträglich eine Strukturierung mit musterartigen oder streifigen Aussparungen erfahren, wenn enganliegende Kleidungsstücke oder Verbände dauerhaften Druck ausüben.

Auf die möglichen Formmerkmale von Kontaktverbrennungen und Immersionsverbrühungen wurde bereits hingewiesen.

Ein-/Mehrzeitigkeit

Die körperliche Misshandlung von Kindern ist häufig dadurch gekennzeichnet, dass es sich nicht um einmalige, sondern um wiederkehrende Ereignisse mit einer Tendenz zur Eskalation handelt. In die ärztliche Gesamtbeurteilung sollten daher nicht nur frische, aktuell behandlungsbedürftige Verletzungen eingehen, sondern auch Residuen von früheren Traumatisierungen (z. B. abklingende Hämatomverfärbungen, Narben nach Verbrennungen oder nicht chirurgisch versorgten Rissquetschwunden). Im Rahmen einer erweiterten Diagnostik, auf die hier nicht eingegangen werden kann, sind auch knöcherne Verletzungen unterschiedlichen Alters zu berücksichtigen.

Fazit

Die Unterscheidung von misshandlungsbedingten und akzidentellen (Sturz-)Verletzungen kann schwierig sein. Sie muss alle individuellen Besonderheiten des Einzelfalls berücksichtigen. Dennoch ist es hilfreich, das morphologische Verletzungsmuster als solches anhand eines Kriterienkataloges zu analysieren. Folgende Parameter haben sich für die diagnostische Beurteilung als nützlich erwiesen: Art des Traumas (stumpfe Gewalt, thermische Einwirkung), Lokalisation der Verletzung(en), Zahl und Verteilung, Formmerkmale und Verletzungsalter.

Weiterführende Literatur

Banaschak, S. & Madea, B. (2014). Kindesmisshandlung. In B. Madea (Hrsg.), *Praxis Rechtsmedizin* (3. Aufl., S. 487–505). Heidelberg: Springer.

Bohnert, M. & Duckwitz, D. (2014). Zur Bedeutung von Verletzungen der Ohren und Hinterohrregionen. In T. Riepert (Hrsg.), *Klinische Rechtsmedizin* (S. 161–168). Lübeck: Schmidt-Römhild.

Bundesärztekammer (Hrsg.). (1998). *Zum Problem der Misshandlung Minderjähriger aus ärztlicher Sicht (Diagnostik und Interventionsmöglichkeiten)* (Texte und Materialien der Bundesärztekammer zur Fort- und Weiterbildung, Bd. 17). Köln: Bundesärztekammer.

Eisenmenger, W. (2009). Das misshandelte Kind – klinische Rechtsmedizin in der praktischen Anwendung. In M. Bohnert (Hrsg.), *Rechtsmedizin* (S. 101–127). Lübeck: Schmidt-Römhild.

Herrmann, B., Dettmeyer, R., Banaschak S. & Thyen, U. (2010). *Kindesmisshandlung: Medizinische Diagnostik, Intervention, rechtliche Grundlagen* (2. Aufl.). Berlin: Springer.

Jacobi, G., Dettmeyer, R., Banaschak, S., Brosig, B. & Herrmann, B. (2010). Misshandlung und Vernachlässigung von Kindern – Diagnose und Vorgehen. *Deutsches Ärzteblatt International, 107* (13), 231–240.

Madea, B. & Kernbach-Wighton, G. (2014). Child abuse. In B. Madea (Ed.), *Handbook of forensic medicine* (pp. 725–739). Chichester, UK: Wiley Blackwell.

Mützel, E. & Penning, R. (2009). Aspekte der klinischen Rechtsmedizin bei Kindesmisshandlung und -vernachlässigung, insbesondere beim Schütteltrauma. In O. Peschel, E. Mützel & R. Penning (Hrsg.), *Das Kind in der Forensischen Medizin* (S. 167–186). Landsberg/Lech: Ecomed Medizin.

Pollak, S. (2004). Körperverletzung. In B. Brinkmann & B. Madea (Hrsg.), *Handbuch gerichtliche Medizin 1* (S. 1267–1293). Berlin: Springer.

Püschel, K. (2004). Kindesmisshandlung. In B. Brinkmann & B. Madea (Hrsg.), *Handbuch gerichtliche Medizin 1* (S. 1153–1170), Berlin: Springer.

Smock, W.S. (2000). Recognition of pattern injuries in domestic violence victims. In J.A. Siegel, P.J. Saukko & G.C. Knupfer (Eds.), *Encyclopedia of forensic sciences. Volume 1* (pp. 384–391). London: Academic Press.

Sperhake, J.P. & Matschke, J. (2013). Misshandlungstypische Verletzungsmuster. In M. Grassberger, E.E. Türk & K. Yen (Hrsg.), *Klinisch-forensische Medizin. Interdisziplinärer Praxisleitfaden für Ärzte, Pflegekräfte, Juristen und Betreuer von Gewaltopfern* (S. 268–276). Wien: Springer.

Thomas, A. (2005). Nonaccidental injuring in children. In M.M. Stark (Ed.), *Clinical forensic medicine. A physician's guide* (2nd ed., pp. 159–177). Totowa, NJ: Humana Press.

4 Materialien

Übersicht	
M01	Exemplarischer Entscheidungsbaum: Vorgehen bei Hinweisen auf Kindeswohlgefährdung durch sexuellen Missbrauch, Vernachlässigung oder Misshandlung
M02	Checkliste (potenzieller) Traumata
M03	Child and Adolescent Trauma Screening Questionnaire (CATS)
M04	Dokumentationsbogen
M05	Regionales Hilfesystem – Erstellen einer Kontaktliste

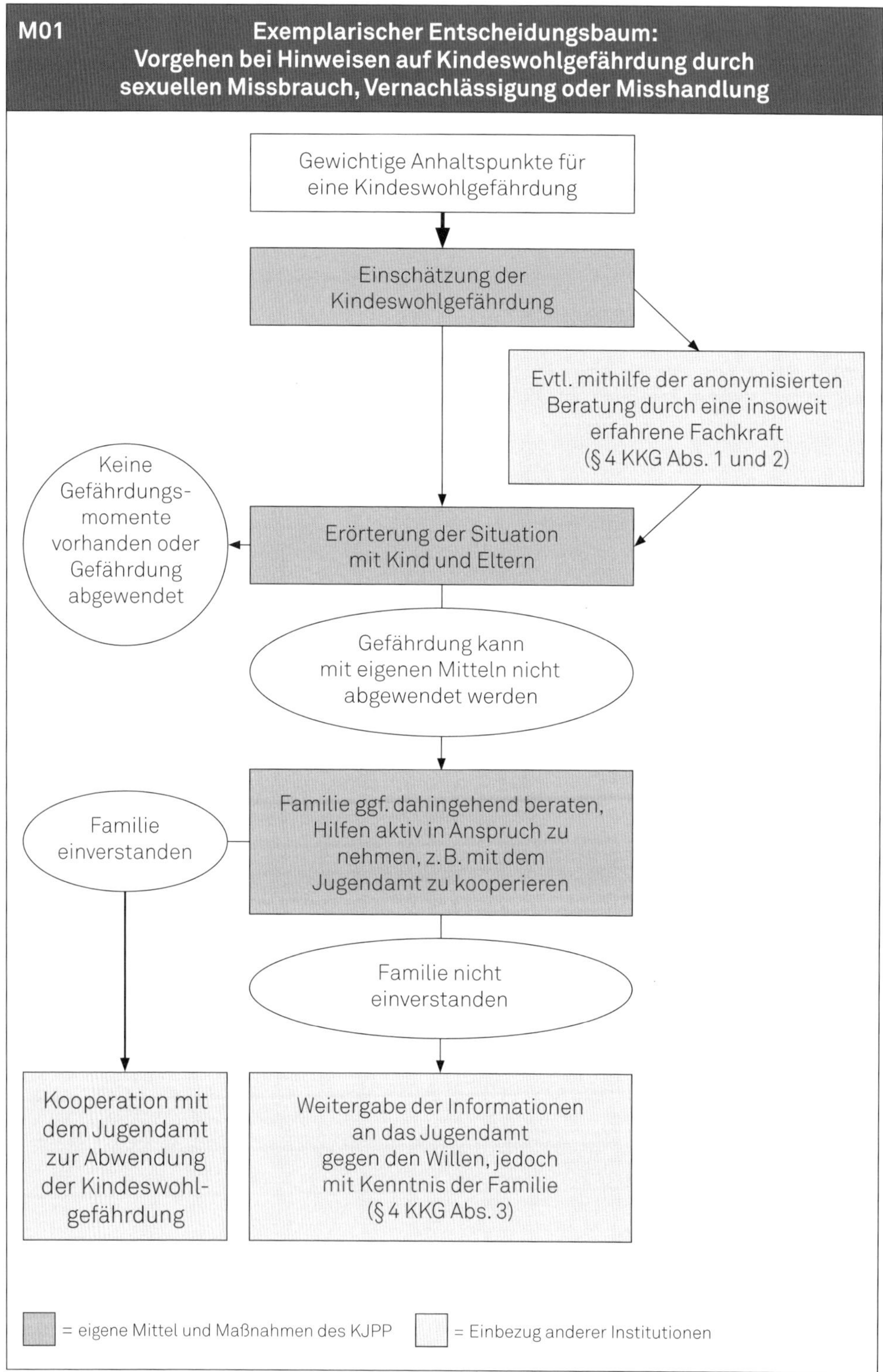
M01
Exemplarischer Entscheidungsbaum: Vorgehen bei Hinweisen auf Kindeswohlgefährdung durch sexuellen Missbrauch, Vernachlässigung oder Misshandlung
Gewichtige Anhaltspunkte für eine Kindeswohlgefährdung
Einschätzung der Kindeswohlgefährdung
Evtl. mithilfe der anonymisierten Beratung durch eine insoweit erfahrene Fachkraft (§ 4 KKG Abs. 1 und 2)
Keine Gefährdungs-momente vorhanden oder Gefährdung abgewendet
Erörterung der Situation mit Kind und Eltern
Gefährdung kann mit eigenen Mitteln nicht abgewendet werden
Familie einverstanden
Familie ggf. dahingehend beraten, Hilfen aktiv in Anspruch zu nehmen, z. B. mit dem Jugendamt zu kooperieren
Familie nicht einverstanden
Kooperation mit dem Jugendamt zur Abwendung der Kindeswohl-gefährdung
Weitergabe der Informationen an das Jugendamt gegen den Willen, jedoch mit Kenntnis der Familie (§ 4 KKG Abs. 3)
= eigene Mittel und Maßnahmen des KJPP
= Einbezug anderer Institutionen

M02	Checkliste (potenzieller) Traumata[1]

Name: ______________________ Datum: ______________

Art des traumatischen Ereignisses[2]	Trauma-merkmale	Opfer	Zeuge	davon gehört	Beziehung zum Täter	kurze Beschreibung	Alter bei Erleben des Ereignisses																					ein-malig	wieder-holt
							0	1	2	3	4	5	6	7	8	9	10	11	12	13	14	15	16	17	18	19	20		
Vernach-lässigung	erzieherisch																												
	emotional																												
	körperlich/ medizinisch																												
	unterlassene Aufsicht																												
	Aussetzen einer gewalttätigen Umgebung																												
Miss-handlung	körperlich																												
	emotional (Terrorisieren, Isolieren)																												
Sexueller Missbrauch	Digitale Medien																												
	berührungslos																												
	mit Körperkontakt																												
	mit Penetration																												

Art des traumatischen Ereignisses	Trauma-merkmale	Opfer	Zeuge	davon gehört	Beziehung zum Täter	kurze Beschreibung	Alter bei Erleben des Ereignisses																					ein-malig	wieder-holt
							0	1	2	3	4	5	6	7	8	9	10	11	12	13	14	15	16	17	18	19	20		
Verlust/ Trennung	Todesfall (u.a. Suizid, Mord, Tod einer Bezugsperson)																												
	Fremd-unterbringung/ Entwurzelung																												
Gewalt durch Gleichaltrige	emotional																												
	körperlich																												
	sexuell																												
sonstige (Natur-katastrophe, Feuer/Explosion, Unfälle, Krieg, Gefangenschaft, lebensbedrohliche Krankheit/ Verletzung, andere sehr belastende Erfahrung)	1) bitte benennen																												
	2) bitte benennen																												
	3) bitte benennen																												

[1] Die Checkliste wurde in Anlehnung an folgende Quellen erstellt: Leeb, Paulozzi, Melanson, Simon und Arias (2008); *National Child Traumatic Stress Network; CAPS.*

[2] Erläuterungen zur Checkliste mit Kurzdefinitionen und Beispielen finden sich im Anschluss an die Checkliste.

Erläuterungen zur Checkliste: Definitionen, Beispiele

1 Vernachlässigung

1.1 Erzieherische Vernachlässigung

Bezeichnet einen Mangel an Gesprächen, Spiel und anregenden Erfahrungen sowie fehlende erzieherische Hilfestellung oder Einflussnahme. Z. B. darf das Kind immer so lange wach bleiben, wie es will, oder das Kind quält Tiere vor den Augen der Bezugsperson, ohne dass diese eingreift.

1.2 (Zahn-)Medizinische Vernachlässigung

Bezieht sich auf das Versäumnis einer ärztlichen oder medizinischen Vorsorge oder Behandlung. Z. B. wird mit dem Kind kein Arzt aufgesucht, wenn es krank ist, oder die Bezugsperson kümmert sich nicht um die Anwendung von erforderlichen Medikamenten.

1.3 Emotionale Vernachlässigung

Bezieht sich auf einen Mangel an Wärme, Einfühlungsvermögen, Geborgenheit und Zuneigung in der Beziehung zum Kind. Z. B. begegnet die Bezugsperson dem Kind mit Liebes- und Aufmerksamkeitsentzug oder fehlenden Reaktionen auf seine emotionalen Signale.

a. *Verweigerung angemessener emotionaler Reaktionen:* Z. B. wird das Kind nicht getröstet, wenn es weint, oder es wird sich nicht mit ihm gefreut.
b. *Ignorieren:* Z. B. wird das Kind links liegen gelassen, es wird ihm nicht zugehört, nicht geantwortet oder in anderer Form direkte Aufmerksamkeit entgegengebracht.

1.4 Körperliche Vernachlässigung

Bezeichnet einen Mangel in der Versorgung des Körpers des Kindes und der Befriedigung seiner physischen Bedürfnisse.

a. *Ernährung:* Z. B. bekommt ein Kind nie ein Pausenbrot mit oder dieses ist verdorben oder ein Kind fällt auf, weil es deutlich über- oder unterernährt ist.
b. *Hygiene:* Z. B. kommt das Kind schmutzig und ungewaschen in den Kindergarten oder es lebt in extrem unhygienischen Zuständen zu Hause, beispielsweise mit unverhältnismäßig viel Müll oder verdorbenen Lebensmitteln in der Wohnung.
c. *Obdach:* Z. B. lebt das Kind in einer Wohnung, die mit Ungeziefer oder Schimmel befallen ist, oder die Wohnung kann nicht geheizt werden.
d. *Kleidung:* Z. B. kommt das Kind im Winter ohne warme Jacke in den Kindergarten oder das Kind scheint nur kaputte, zerschlissene, schmutzige und zu kleine Kleidung zu besitzen.

1.5 Unterlassene Aufsicht

Meint eine Aufsichtspflichtverletzung, z. B. erscheint die Bezugsperson zum Elternabend und hat das Kind ohne Ersatzperson bzw. Babysitter alleine zu Hause gelassen oder verreist gar über ein Wochenende und lässt das Kind ohne Aufsicht und Versorgung alleine zu Hause.

1.6 Aussetzen einer gewalttätigen Umgebung

Die Betreuungsperson ergreift keine Maßnahmen zum Schutz des Kindes vor gegenwärtiger Gewalt oder Gefahr. Z. B. lebt das Kind in einem Haushalt, in dem es zu gewalttätigen Partnerschaftskonflikten kommt, oder das Kind wird von der Bezugsperson nicht vor gewalttätigen Übergriffen durch eine weitere Person geschützt.

2 Misshandlung

2.1 Körperliche Misshandlung

Jede Form von körperlicher Gewalt gegen ein Kind, die es verletzt oder das Potenzial dazu hat. Von sehr grobem „Anpacken" des Kindes, über Schubsen, Stoßen, Schütteln, bis hin zu Schlagen, Prügeln, Verbrennen oder Würgen.

2.2 Emotionale Misshandlung

Meint Verhaltensweisen der Bezugsperson, die dem Kind vermitteln, es sei wertlos, fehlerhaft, ungeliebt, unerwünscht, gefährdet oder es sei nur dazu da, die Bedürfnisse anderer zu erfüllen.

a. *Isolieren:* Z.B. schottet die Bezugsperson das Kind vom Kontakt zu Gleichaltrigen ab oder das Kind wird von ihm nahestehenden Personen isoliert oder das Kind wird gar eingesperrt und jeglicher Kontakt zur Außenwelt unterbunden.
b. *Terrorisieren:* Meint z.B., dass alles, was das Kind tut, von der Bezugsperson für nicht gut genug gehalten wird oder diese dem Kind das Gefühl vermittelt, dass seine An- oder Abwesenheit ihr gleichgültig ist, bis hin zur Einschüchterung und Ängstigung des Kindes durch Straf-, Gewalt-, Verlust- oder Morddrohungen oder Gewaltausübung gegen eine Person oder ein Objekt, die bzw. das das Kind liebt.

3 Sexueller Missbrauch

3.1 Digitale Medien

Sexuelle Gewalt, die über digitale Medien vermittelt wird, z.B. Online-Grooming in sozialen Netzwerken oder im Rahmen von Online-Spielen.

3.2 Berührungslos

Sexueller Missbrauch ohne Körperkontakt zwischen Täter und Kind, sogenannte Hands-Off-Taten; z.B. Exhibitionismus, Voyeurismus, Fotografieren oder Filmen des Kindes in pornografischer Art und Weise sowie das Präsentieren pornografischer Materialien vor dem Kind.

3.3 Mit Körperkontakt

Sexueller Missbrauch mit Körperkontakt zwischen Täter und Kind, sogenannte Hands-On-Taten. Der Täter zwingt das Kind, ihn zu berühren bzw. der Täter berührt das Kind an unangemessenen Stellen, beispielsweise der Leiste, der Brust, im Genital- oder Gesäßbereich. Ausgenommen sind medizinisch oder pflegerisch notwendige Berührungen.

3.4 Mit Penetration

Gemeint sind sexuelle Handlungen, die das Eindringen (mit Penis, Finger, Zunge, Objekten) in den Anal- oder Genitalbereich beinhalten.

M03 Child and Adolescent Trauma Screening Questionnaire (CATS)[1]

M03/1 CATS – Kinder- und Jugendlichenversion (7–17 Jahre)

Name: ______________________________ Datum: ______________

Viele Menschen erleben belastende oder erschreckende Ereignisse. Hier ist eine Liste belastender und erschreckender Ereignisse, wie sie manchmal passieren. Kreuze JA an, wenn es dir passiert ist. Kreuze NEIN an, wenn es dir nicht passiert ist.

1. Ernste Naturkatastrophe, wie z. B. Überschwemmung, Wirbelsturm, Orkan, Erdbeben oder Feuer	☐ Ja	☐ Nein
2. Ernster Unfall oder Verletzung, wie z. B. Autounfall, Sportverletzung, Fahrradunfall oder Hundebiss	☐ Ja	☐ Nein
3. Beraubt mit Bedrohung, Gewalt oder Waffen	☐ Ja	☐ Nein
4. Geohrfeigt, geschlagen oder verprügelt in deiner Familie	☐ Ja	☐ Nein
5. Geohrfeigt, geschlagen oder verprügelt von jemandem, der nicht zu deiner Familie gehört	☐ Ja	☐ Nein
6. Gesehen, wie jemand in deiner Familie geohrfeigt, geschlagen oder verprügelt wurde	☐ Ja	☐ Nein
7. Gesehen, wie woanders jemand geohrfeigt, geschlagen oder verprügelt wurde	☐ Ja	☐ Nein
8. Jemand, der älter ist als du, hat dich unerlaubt an deinen Geschlechtsteilen berührt	☐ Ja	☐ Nein
9. Jemand hat dich zu Sex gezwungen oder du konntest nicht nein sagen	☐ Ja	☐ Nein
10. Eine dir nahestehende Person ist plötzlich oder gewaltsam gestorben	☐ Ja	☐ Nein
11. Angegriffen, mit Messer, Schusswaffe oder anders schwer verletzt	☐ Ja	☐ Nein
12. Gesehen, wie jemand angegriffen, mit Messer, Schusswaffe oder anders schwer verletzt oder getötet wurde	☐ Ja	☐ Nein
13. Belastende oder erschreckende medizinische Behandlung	☐ Ja	☐ Nein
14. Im Kriegsgebiet gewesen	☐ Ja	☐ Nein
15. Ein anderes belastendes oder erschreckendes Ereignis? Beschreibung: ______________________________ ______________________________ ______________________________	☐ Ja	☐ Nein

Welches Ereignis belastet dich heute noch am meisten? Nr.: ____

Wenn du mindestens einmal JA angekreuzt hast, beantworte bitte auch die nächsten Fragen.

[1] © Dt. Version: Berliner und Goldbeck (2014)

M03/1 CATS – Kinder- und Jugendlichenversion (7–17 Jahre) (Fortsetzung)				
Kreuze bei den folgenden Aussagen 0, 1, 2 oder 3 an, um zu beantworten, wie häufig die folgenden Dinge dich in den letzten 2 Wochen belastet haben: 0 = nie 1 = selten 2 = oft 3 = fast immer				
	nie	**selten**	**oft**	**fast immer**
1. Beunruhigende Gedanken oder Bilder von dem Ereignis kommen in meinen Kopf.	0	1	2	3
2. Schlechte Träume erinnern mich daran was passiert ist	0	1	2	3
3. Ich habe das Gefühl, als würde es wieder passieren.	0	1	2	3
4. Ich bin sehr beunruhigt, wenn ich daran erinnert werde.	0	1	2	3
5. Ich habe starke körperliche Gefühle (Schwitzen, Herzklopfen, Übelkeit), wenn mich etwas daran erinnert.	0	1	2	3
6. Ich versuche nicht daran zu denken, was passiert ist, oder keine Gefühle dabei zu haben.	0	1	2	3
7. Ich bleibe weg von allem was mich daran erinnert was passiert ist (Leute, Orte, Dinge, Situationen oder Gespräche).	0	1	2	3
8. Ich kann mich an Teile von dem Ereignis nicht erinnern.	0	1	2	3
9. Ich habe negative Gedanken über mich oder andere, wie z. B. „ich werde kein gutes Leben haben", „man kann niemandem trauen", „die ganze Welt ist unsicher".	0	1	2	3
10. Ich gebe mir selbst die Schuld daran was passiert. Oder ich beschuldige jemanden, der nichts dafür kann.	0	1	2	3
11. Ich habe oft schlechte Gefühle (Angst, Wut, Schuld, Scham).	0	1	2	3
12. Ich habe keine Lust mehr zu Sachen, die ich früher gemacht habe.	0	1	2	3
13. Ich fühle mich anderen Menschen nicht nah.	0	1	2	3
14. Ich kann keine guten oder glücklichen Gefühle haben.	0	1	2	3
15. Ich bin wütend, habe Wutanfälle oder lasse meine Wut an anderen aus.	0	1	2	3
16. Ich mache gefährliche Dinge.	0	1	2	3
17. Ich bin übervorsichtig (passe auf, wer in der Nähe ist).	0	1	2	3
18. Ich erschrecke leicht.	0	1	2	3
19. Ich kann schlecht aufpassen.	0	1	2	3
20. Ich habe Schwierigkeiten einzuschlafen oder durchzuschlafen.	0	1	2	3

Bitte kreuze JA oder NEIN an, ob diese Probleme dich dabei gestört haben:

1. Mit anderen auskommen	☐ Ja ☐ Nein	4. Mit meiner Familie auskommen	☐ Ja ☐ Nein
2. Hobbys/Spaß haben	☐ Ja ☐ Nein	5. Glücklich sein	☐ Ja ☐ Nein
3. Schule	☐ Ja ☐ Nein		

M03/2 CATS – Bezugspersonenversion (3–6 Jahre)

Name des Kindes: ______________________ Datum: __________

Beantwortet von ☐ Mutter ☐ Vater ☐ anderer Bezugsperson: ______________

Viele Kinder erleben belastende oder erschreckende Ereignisse. Es folgt eine Liste mit solchen Ereignissen. Kreuzen Sie JA an, wenn ein solches Ereignis dem Kind Ihres Wissens passiert ist. Kreuzen Sie NEIN an, wenn es dem Kind nicht passiert ist.

1. Ernste Naturkatastrophe, wie z.B. Überschwemmung, Wirbelsturm, Orkan, Erdbeben oder Feuer.	☐ Ja	☐ Nein
2. Ernster Unfall oder Verletzung, wie Autounfall, Fahrradunfall, Sportverletzung oder Hundebiss.	☐ Ja	☐ Nein
3. Beraubt mit Bedrohung, Gewalt oder Waffen.	☐ Ja	☐ Nein
4. Geohrfeigt, geschlagen oder verprügelt in seiner/ihrer Familie.	☐ Ja	☐ Nein
5. Geohrfeigt, geschlagen oder verprügelt von jemandem, der nicht zu seiner/ihrer Familie gehört.	☐ Ja	☐ Nein
6. Gesehen, wie jemand in seiner/ihrer Familie geohrfeigt, geschlagen oder verprügelt wurde.	☐ Ja	☐ Nein
7. Gesehen, wie woanders jemand geohrfeigt, geschlagen oder verprügelt wurde.	☐ Ja	☐ Nein
8. Jemand, der älter ist als er/sie, hat ihn/sie unerlaubt an seinen/ihren Geschlechtsteilen berührt.	☐ Ja	☐ Nein
9. Jemand hat ihn/sie zu Sex gezwungen oder er/sie konnte nicht nein sagen.	☐ Ja	☐ Nein
10. Eine dem Kind nahestehende Person ist plötzlich oder gewaltsam gestorben.	☐ Ja	☐ Nein
11. Angegriffen, mit Messer, Schusswaffe oder anders schwer verletzt.	☐ Ja	☐ Nein
12. Gesehen, wie jemand angegriffen, mit Messer, Schusswaffe oder anders schwer verletzt oder getötet wurde.	☐ Ja	☐ Nein
13. Belastende oder erschreckende medizinische Behandlung.	☐ Ja	☐ Nein
14. Im Kriegsgebiet gewesen.	☐ Ja	☐ Nein
15. Ein anderes belastendes oder erschreckendes Ereignis? 16. Beschreibung: ______________________ ______________________ ______________________	☐ Ja	☐ Nein

Welches Ereignis belastet Ihr Kind heute noch am meisten? Nr. ____

Wenn Sie mindestens einmal JA angekreuzt haben, beantworten Sie bitte auch die nächsten Fragen.

M03/2 CATS – Bezugspersonenversion (3–6 Jahre) (Fortsetzung)				
Kreuzen Sie 0, 1, 2 oder 3 an, um zu beantworten, wie häufig die folgenden Dinge Ihr Kind in den letzten 2 Wochen belastet haben: 0 = nie 1 = selten 2 = oft 3 = fast immer				
Mein Kind ...	**nie**	**selten**	**oft**	**fast immer**
1. ... hat beunruhigende Gedanken oder innere Bilder von dem belastenden Ereignis. Oder es spielt das Ereignis nach.	0	1	2	3
2. ... hat schlechte Träume von dem belastenden Ereignis.	0	1	2	3
3. ... handelt, spielt oder fühlt, als ob das Ereignis gerade passieren würde.	0	1	2	3
4. ... ist sehr aufgewühlt, wenn es an das belastende Ereignis erinnert wird.	0	1	2	3
5. ... hat starke körperliche Gefühle (Schwitzen, Herzklopfen, Übelkeit), wenn es an das Ereignis erinnert wird.	0	1	2	3
6. ... versucht, nicht daran zu denken, was passiert ist, oder keine Gefühle dabei zu haben.	0	1	2	3
7. ... bleibt weg von allem, was ihn/sie an das Ereignis erinnert (Aktivitäten, Leute, Orte, Dinge oder Gespräche)	0	1	2	3
8. ... hat sehr negative Gefühle (Angst, Wut, Schuld, Scham).	0	1	2	3
9. ... hat das Interesse an Aktivitäten verloren, die vor dem Ereignis Freude bereitet haben.	0	1	2	3
10. ... fühlt sich von anderen Menschen entfernt.	0	1	2	3
11. ... zeigt weniger positive Gefühle (Freude, Liebe, Glück)	0	1	2	3
12. ... ist reizbar, hat schnell Wutausbrüche oder lässt seine Launen an anderen Menschen oder Dingen aus.	0	1	2	3
13. ... ist übervorsichtig und wachsam.	0	1	2	3
14. ... ist schreckhaft.	0	1	2	3
15. ... hat Konzentrationsschwierigkeiten.	0	1	2	3
16. ... hat Ein- oder Durchschlafschwierigkeiten.	0	1	2	3

Bitte kreuzen Sie JA oder NEIN an, ob diese Probleme das Kind dabei gestört haben:

1. Mit anderen auskommen	☐ Ja ☐ Nein	4. Mit der Familie auskommen	☐ Ja ☐ Nein
2. Spielen	☐ Ja ☐ Nein	5. Glücklich sein	☐ Ja ☐ Nein
3. Im Kindergarten zurechtkommen	☐ Ja ☐ Nein		

M03/3	**CATS – Bezugspersonenversion (7–17 Jahre)**

Name des Kindes: ______________________ Datum: ____________

Beantwortet von ☐ Mutter ☐ Vater ☐ anderer Bezugsperson: ____________

Viele Kinder erleben belastende oder erschreckende Ereignisse. Es folgt eine Liste mit solchen Ereignissen. Kreuzen Sie JA an, wenn ein solches Ereignis dem Kind Ihres Wissens passiert ist. Kreuzen Sie NEIN an, wenn es dem Kind nicht passiert ist.

1. Ernste Naturkatastrophe, wie z. B. Überschwemmung, Wirbelsturm, Orkan, Erdbeben oder Feuer.	☐ Ja	☐ Nein
2. Ernster Unfall oder Verletzung, wie Autounfall, Fahrradunfall, Sportverletzung oder Hundebiss.	☐ Ja	☐ Nein
3. Beraubt mit Bedrohung, Gewalt oder Waffen.	☐ Ja	☐ Nein
4. Geohrfeigt, geschlagen oder verprügelt in seiner/ihrer Familie.	☐ Ja	☐ Nein
5. Geohrfeigt, geschlagen oder verprügelt von jemandem, der nicht zu seiner/ihrer Familie gehört.	☐ Ja	☐ Nein
6. Gesehen, wie jemand in seiner/ihrer Familie geohrfeigt, geschlagen oder verprügelt wurde.	☐ Ja	☐ Nein
7. Gesehen, wie woanders jemand geohrfeigt, geschlagen oder verprügelt wurde.	☐ Ja	☐ Nein
8. Jemand, der älter ist als er/sie, hat ihn/sie unerlaubt an seinen/ihren Geschlechtsteilen berührt.	☐ Ja	☐ Nein
9. Jemand hat ihn/sie zu Sex gezwungen oder er/sie konnte nicht nein sagen.	☐ Ja	☐ Nein
10. Eine dem Kind nahestehende Person ist plötzlich oder gewaltsam gestorben.	☐ Ja	☐ Nein
11. Angegriffen, mit Messer, Schusswaffe oder anders schwer verletzt.	☐ Ja	☐ Nein
12. Gesehen, wie jemand angegriffen, mit Messer, Schusswaffe oder anders schwer verletzt oder getötet wurde.	☐ Ja	☐ Nein
13. Belastende oder erschreckende medizinische Behandlung.	☐ Ja	☐ Nein
14. Im Kriegsgebiet gewesen.	☐ Ja	☐ Nein
15. Ein anderes belastendes oder erschreckendes Ereignis? 16. Beschreibung: ____________________ ____________________ ____________________	☐ Ja	☐ Nein

Welches Ereignis belastet Ihr Kind heute noch am meisten? Nr. ____

Wenn Sie mindestens einmal JA angekreuzt haben, beantworten Sie bitte auch die nächsten Fragen.

M03/3 CATS – Bezugspersonenversion (7–17 Jahre) (Fortsetzung)

Kreuzen Sie 0, 1, 2 oder 3 an, um zu beantworten, wie häufig die folgenden Dinge Ihr Kind in den letzten 2 Wochen belastet haben: 0 = nie 1 = selten 2 = oft 3 = fast immer

Mein Kind ...	nie	selten	oft	fast immer
1. ... hat beunruhigende Gedanken oder innere Bilder von dem belastenden Ereignis. Oder es spielt das Ereignis nach.	0	1	2	3
2. ... hat schlechte Träume von dem belastenden Ereignis.	0	1	2	3
3. ... handelt, spielt oder fühlt, als ob das Ereignis gerade passieren würde.	0	1	2	3
4. ... ist sehr aufgewühlt, wenn es an das Ereignis erinnert wird.	0	1	2	3
5. ... hat starke körperliche Gefühle (Schwitzen, Herzklopfen, Übelkeit), wenn es an das Ereignis erinnert wird.	0	1	2	3
6. ... versucht nicht daran zu denken, was passiert ist, oder keine Gefühle dabei zu haben.	0	1	2	3
7. ... bleibt weg von allem, was ihn/sie an das Ereignis erinnert (Aktivitäten, Leute, Orte, Dinge oder Gespräche).	0	1	2	3
8. ... kann sich an wichtige Teile des Ereignisses nicht erinnern.	0	1	2	3
9. ... hat seit dem Ereignis negative Gedanken über sich selbst, andere oder die Welt.	0	1	2	3
10. ... denkt, dass es passiert ist, weil er/sie oder ein anderer etwas falsch gemacht hat oder nicht genug getan hat, um es zu verhindern.	0	1	2	3
11. ... hat sehr negative Gefühle (Angst, Wut, Schuld, Scham).	0	1	2	3
12. ... hat das Interesse an Aktivitäten verloren, die vor dem Ereignis Freude bereitet haben.	0	1	2	3
13. ... fühlt sich von anderen Menschen entfernt.	0	1	2	3
14. ... zeigt weniger positive Gefühle (Freude, Liebe, Glück).	0	1	2	3
15. ... ist reizbar, hat schnell Wutausbrüche oder lässt Launen an anderen Menschen oder Dingen aus.	0	1	2	3
16. ... verhält sich riskant oder schädigt sich selbst.	0	1	2	3
17. ... ist übervorsichtig und wachsam.	0	1	2	3
18. ... ist schreckhaft.	0	1	2	3
19. ... hat Konzentrationsschwierigkeiten.	0	1	2	3
20. ... hat Ein- oder Durchschlafschwierigkeiten	0	1	2	3

Bitte kreuzen Sie JA oder NEIN an, ob diese Probleme das Kind dabei gestört haben:

1. Mit anderen auskommen	☐ Ja ☐ Nein	4. Mit der Familie auskommen	☐ Ja ☐ Nein
2. Hobbys/Spaß haben	☐ Ja ☐ Nein	5. Glücklich sein	☐ Ja ☐ Nein
3. Schule	☐ Ja ☐ Nein		

M04 Dokumentationsbogen

1 Für Hinweise auf Misshandlung und Vernachlässigung

Name der/des Dokumentierenden: ______________________	Datum der Gefährdungseinschätzung: ____ ____ ________
Weitere an der Einschätzung Beteiligte: 1. ______________________ 2. ______________________ 3. ______________________ 4. ______________________ 5. ______________________	Insoweit erfahrene Fachkraft (IEF) hinzugezogen: ☐ Ja ☐ Nein am: ____ ____ ________ Name der Fachkraft: ______________________ ______________________

2 Stammdaten des Kindes/Jugendlichen

Name, Vorname: ____________, ____________ Geboren am: ____ ____ ________ Alter: ____ Adresse: ______________________ ______________________ ______________________ Namen der Eltern/Sorgeberechtigten: ______________________ ______________________ Adresse (falls abweichend): ______________________ ______________________ ______________________	Kindertagesstätte/Schule (soweit bekannt): ______________________ ______________________ ______________________ ______________________ Wohnsituation des Kindes/Jugendlichen (Geschwister, Familiensituation, etc.): ______________________ ______________________ ______________________ ______________________ ______________________ ______________________ ______________________

3 Hinweise auf Misshandlung und Vernachlässigung

Hinweis Nr. ____ festgestellt am ____ ____ ________

Hinweis auf:	Aussage des Kindes/Jugendlichen (möglichst wortgetreu):
Äußere Umstände der Aussage/Kontext:	Verhaltensweisen des Kindes/Jugendlichen (möglichst beschreibend):

Hinweis Nr. ____ festgestellt am ____ ____ ________

Hinweis auf:	Aussage des Kindes/Jugendlichen (möglichst wortgetreu):
Äußere Umstände der Aussage/Kontext:	Verhaltensweisen des Kindes/Jugendlichen (möglichst beschreibend):

4 Gefährdungseinschätzung	
Zur Gefährdungseinschätzung wurde hinzugezogen (Fragebögen, Checklisten, ärztliche Befunde, IEF, etc.): 1. _____ 2. _____ 3. _____ 4. _____ 5. _____ 6. _____	Ergebnis der Gefährdungseinschätzung: ☐ Eine Kindeswohlgefährdung wird nicht angenommen. ☐ Eine Kindeswohlgefährdung kann nicht ausgeschlossen werden, ist aber nicht eindeutig einschätzbar. ☐ Eine Kindeswohlgefährdung wird angenommen.
Begründung der Gefährdungseinschätzung: _____ _____ _____ _____ _____ _____ _____ Weiteres Vorgehen: _____ _____ _____ _____ _____ _____ _____	Ist sofortiges Handeln erforderlich? ☐ Ja ☐ Nein Besteht eine mögliche Kindeswohlgefährdung durch Einbeziehung der Eltern? ☐ Ja ☐ Nein Vereinbarte Maßnahmen: _____ _____ _____ _____ _____ Überprüfung am: ___ ___ _____

5 Meldung an das Jugendamt	
Meldung mit Einverständnis der Eltern/ Sorgeberechtigten: ☐ Ja ☐ Nein Falls ja: Schweigepflichtentbindung schriftlich festhalten! Falls nein, Begründung: __________ __________ Falls ohne Einverständnis: Meldung mit Wissen der Eltern/Sorgeberechtigten: ☐ Ja ☐ Nein Falls nein, Begründung: __________ __________	Meldung erfolgt am: ___ ___ ______ Durch (Name): __________ __________ Name der zuständigen Fachkraft: __________ __________

M05 Regionales Hilfesystem – Erstellen einer Kontaktliste

Eine Vernetzung innerhalb des regionalen Hilfesystems des Kinderschutzes ist essenziell, um betroffene Kinder und Jugendliche zu unterstützen. Als Kliniker ist es sinnvoll, sich bereits mit diesen Strukturen vertraut zu machen, bevor ein akuter Kinderschutzfall auftritt. Das folgende Formular soll dabei unterstützen, geeignete Ansprechpartner in der Region zu ermitteln.

Ansprechpartner	Kontaktinformationen (Name, Telefonnummer, Datum der Recherche)
Beratungsstelle – Kinderschutzbund	✉ ______ ☎ ______ Fax ______ Mobil ______ @ ______ Web ______
Beratungsstelle – Weißer Ring e.V.	✉ ______ ☎ ______ Fax ______ Mobil ______ @ ______ Web ______
Weitere Beratungsstelle ______ ______	✉ ______ ☎ ______ Fax ______ Mobil ______ @ ______ Web ______
Inobhutnahmestelle (ggf. Wochenend- und Nachtbereitschafts-Telefonnr. des Jugendamtes)	✉ ______ ☎ ______ Fax ______ Mobil ______ @ ______ Web ______

M05 Regionales Hilfesystem – Erstellen einer Kontaktliste (Fortsetzung)	
Jugendamt (z. B. zuständige Fachkraft des Allgemeinen Sozialen Dienstes)	✉ ___ ☎ ___ Fax ___ Mobil ___ @ ___ Web ___
Insoweit erfahrene Fachkraft	✉ ___ ☎ ___ Fax ___ Mobil ___ @ ___ Web ___
Rechtsmedizinische Ambulanz	✉ ___ ☎ ___ Fax ___ Mobil ___ @ ___ Web ___
Kinder- und jugendgynäkologische Sprechstunde	✉ ___ ☎ ___ Fax ___ Mobil ___ @ ___ Web ___

M05 Regionales Hilfesystem – Erstellen einer Kontaktliste (Fortsetzung)	
Klinik für Kinder- und Jugendpsychiatrie und -psychotherapie	
Klinik für Psychiatrie und Psychotherapie	
Lokaler Arbeitskreis gegen Kindesmisshandlung	
OEG-Traumaambulanz	

M05 Regionales Hilfesystem – Erstellen einer Kontaktliste (Fortsetzung)	
Polizei (z. B. Dienststelle oder benannter Beauftragte der Polizei für Frauen und Kinder)	✉ ____ ☎ ____ Fax ____ Mobil ____ @ ____ Internet ____

5 Fallbeispiele

Die folgenden Fallbeispiele sind aus den klinischen Erfahrungen der Autoren zusammengestellt und konstruiert. Die Namen und konkreten Verläufe sind frei erfunden.

5.1 Leon

Leon (16 Jahre) kommt als neuer Patient in eine Praxis für Kinder- und Jugendlichenpsychotherapie. Er hat in der vergangenen Woche eigenständig in der Telefonsprechstunde angerufen und um einen Termin gebeten. Da kurzfristig ein Therapieplatz freigeworden ist, kann er sich heute persönlich vorstellen. Den Grund seiner Vorstellung hat er noch nicht benannt, er hat aber am Telefon erwähnt, dass er mit seiner Mutter in einem Frauenhaus lebt. Er erscheint pünktlich zum verabredeten Termin.

Erster Termin

Beim ersten Treffen erzählt Leon, dass er Probleme in der Schule habe. Außerdem verliere er manchmal die Kontrolle, was zu aggressiven Auseinandersetzungen und immer wieder auch Prügeleien mit Mitschülern führe, was er so nicht beabsichtige. Darüber hinaus berichtet er von regelmäßigen Albträumen, dauerhaft schlechter Stimmung und Reizbarkeit sowie wenig Motivation und Antrieb. Den eigentlichen „Anschub“ für die Vorstellung in der Praxis habe der Sozialarbeiter im Frauenhaus, Herr Steiner, gegeben. Da Leon bereits 16 Jahre alt sei, dürfe er dort eigentlich nicht mehr wohnen. Aufgrund seines aggressiven Verhaltens habe der Sozialarbeiter geäußert, dass Leon und seine Mutter das Frauenhaus verlassen müssen, sobald eine andere Lösung gefunden werden könne.

Auf die Frage, aus welchem Grund er mit seiner Mutter im Frauenhaus lebe, antwortet Leon zögernd, es ist ihm sichtlich unangenehm. Seine Mutter sei von „ihrem Typ ganz übel verprügelt“ worden. Dies sei regelmäßig vorgekommen. Die Mutter habe immer wieder gewalttätige Partner. Die Therapeutin erfragt, ob auch Leon von den Partnern seiner Mutter geschlagen wurde. Dies sei gelegentlich der Fall gewesen, hauptsächlich hätten die Partner seiner Mutter ihn jedoch ignoriert. Auch seine Mutter zeige allgemein wenig Interesse an ihm. Anhand einer Ereignisliste erhebt die Therapeutin die weitere Traumaanamnese. Neben häuslicher Gewalt sowie körperlicher Gewalt durch Partner der Mutter bejaht Leon Vernachlässigungserfahrungen sowie körperliche Gewalt unter Gleichaltrigen.

Als Hauptgrund für die Vorstellung in der psychotherapeutischen Praxis benennt Leon die Wohnsituation. Er wolle in der Therapie lernen, angemessener, vor allem weniger aggressiv zu reagieren, um so mit seiner Mutter im Frauenhaus wohnen bleiben zu dürfen. Seiner Mutter gehe es dort gut, sie habe Freundinnen gefunden. Auf die

Frage, ob es Leon im Frauenhaus auch gut gehe, antwortet er zögerlich. Er fühle sich dort nicht wirklich wohl, es sei sehr beengt, und außer ihm wohnten dort nur deutlich jüngere Kinder. Weiterhin dürfe er keine Freunde einladen. Trotzdem wolle er gerne bleiben, da er die Sorge habe, dass seine Mutter sich sonst schnell wieder auf einen neuen (gewalttätigen) Partner einlasse. Die Mutter wisse nichts vom Besuch in der Praxis.

Im weiteren Verlauf der Stunde werden Inhalt, Vorgehen und organisatorische Aspekte der Therapie und der probatorischen Sitzungen besprochen sowie Fragen diesbezüglich beantwortet. Es wird ein Folgetermin für die kommende Woche vereinbart.

Zweiter Termin

In der zweiten Therapiestunde bittet die Therapeutin Leon, den CATS sowie den SDQ auszufüllen.

Im weiteren Verlauf spricht sie mit Leon über seine familiäre Situation sowie die Beziehung zu seinen Eltern. Leon hat ein abgegriffenes Foto von seinem Vater und dessen Eltern in seinem Geldbeutel, das er bereitwillig zeigt. An seinen Vater könne er sich kaum noch erinnern. „Aber mein Vater hat viel gesoffen, und dann ist er manchmal wütend gewesen, wenn ich was angestellt habe und hat mich verprügelt.“ Auch die Mutter sei geschlagen und in den Keller gesperrt worden. Leon sei als kleines Kind häufig alleine zu Hause gelassen worden. Diese Erinnerung scheint ihn sehr zu belasten. Manchmal sei er dann von seinen Großeltern abgeholt worden, mit denen er heute leider keinen Kontakt mehr habe, da die Mutter dies unterbinde. Nach der Trennung vom Vater habe die Mutter ständig neue, gewalttätige Partner gehabt. „Die sind immer gleich. Erst sind sie nett und dann schlagen sie sie.“

Die Mutter arbeite als Kassiererin in einem Supermarkt, oft bis spät abends. Leon gehe auf eine Werkrealschule, die er gerne besuche. Vor allem die Nachmittagsangebote machen ihm Spaß. Die Schulnoten seien allerdings eher im unteren Bereich. Er habe wenig Motivation zu lernen, und im Frauenhaus hinderten ihn Enge und Lärm an einer sorgfältigen Erledigung der Hausaufgaben. Außerdem habe Leon Konflikte mit Mitschülern und habe sich erneut geprügelt. „Der eine hat gesagt, meine Mutter ist selber schuld, wenn sie von ihrem Typ geschlagen wird. Und einer hat mir einen Mega-Kratzer in mein Skateboard gefahren. Da hab’ ich voll lange drauf gespart. Ich war total sauer und habe zugeschlagen.“ Leon scheint selbst sehr unglücklich mit diesem Verhalten zu sein. Er habe in der Schule zwar auch Freunde, könne jedoch aus finanziellen Gründen an vielen Unternehmungen nicht teilnehmen (z. B. Kino). Die Freunde wüssten nicht, dass er im Frauenhaus wohne, aber Besuch dürfe er dort sowieso nicht empfangen. Im Frauenhaus gebe es auch eine Psychologin – Frau Zimmermann –, die jedoch für Leons Mutter zuständig sei.

Die Therapeutin äußert den Eindruck, dass die aktuelle Wohnsituation für Leon nicht zuträglich sei. Sie würde gerne mit dem Sozialarbeiter, Herrn Steiner, sprechen. Dem stimmt Leon zu. Sie vereinbaren einen Folgetermin für die kommende Woche.

Telefongespräch mit Herrn Steiner

Die Therapeutin stellt sich vor und nennt ihr Anliegen: Es soll eine Lösung für Leons Wohnsituation gefunden werden. Herr Steiner bestätigt Leons Aussagen über die Wohnsituation und das Verhältnis zur Mutter. Er hält die Mutter für stark belastet und kaum fähig, sich um sich selbst zu kümmern. Sich zusätzlich um Leon zu kümmern, überfordere sie. Herr Steiner schlägt vor, das zuständige Jugendamt einzubeziehen, zu dem Leon und seine Mutter schon vor einigen Jahren Kontakt gehabt hätten. Damals sei laut Berichten der Mutter für zwei Jahre eine Sozialpädagogische Familienhilfe (SPFH) in der Familie gewesen. Eine Möglichkeit könne nun sein, Leon in einer Wohngruppe unterzubringen. So hätte er Kontakt zu Gleichaltrigen und gleichzeitig eine unterstützende Betreuung. Herr Steiner bietet an, mit der Mutter über den Einbezug des Jugendamtes zu sprechen und eine Helferrunde mit allen Beteiligten zu organisieren. Zunächst soll jedoch Leon in der nächsten Therapiestunde dieser Vorschlag unterbreitet und er gefragt werden, ob er damit einverstanden sei, dass Herr Steiner mit seiner Mutter spreche.

Dritter Termin

Leon erzählt, dass er Streit mit seiner Mutter gehabt habe, weil er sich im Frauenhaus mit einem Jungen geprügelt habe. Daraufhin habe seine Mutter ihm die Schuld für ihre aktuelle Situation zugewiesen. Dies scheint Leon sehr zu erregen, er hat Tränen in den Augen. Die Therapeutin versucht, mit ihm zu erarbeiten, dass er keine Schuld an der Situation und an der Partnerwahl seiner Mutter trägt. Allerdings gebe es andere Wege, mit seinen Aggressionen umzugehen. Im weiteren Verlauf der Stunde besprechen sie, wie Leons Wutausbrüche mit der erfahrenen Gewalt in seiner Kindheit zusammenhängen können. Hierbei bezieht sich die Therapeutin auch auf Leons Ergebnisse in den Fragebögen, die Auffälligkeiten hinsichtlich posttraumatischer Stresssymptomatik (CATS-Summenscore > 21) sowie deutliche externalisierende und auch internalisierende Auffälligkeiten ergeben haben. Um seine Schwierigkeiten diagnostisch noch genauer abzuklären, kündigt die Therapeutin an, beim nächsten Termin mit Leon ein strukturiertes klinisches Interview (IBS-KJ) durchführen zu wollen. Im Anschluss berichtet sie vom Telefonat mit Herrn Steiner. Leon reagiert zögerlich. Er mache sich Sorgen, ob er seine Mutter allein lassen könne, wenn er in eine Wohngruppe ziehe. Er stimmt jedoch einem Treffen zu, um hier seine Bedenken und seine Meinung äußern zu können sowie gemeinsam darüber zu diskutieren. Leon hat bereits mit seiner Mutter über die Therapie gesprochen und ist einverstanden, dass Herr Steiner sie zur Helferrunde einlädt.

Helferrunde

Herr Steiner hat mit den verschiedenen Parteien einen Termin abgesprochen und stellt die Räumlichkeiten. Außer ihm nehmen Leon selbst, seine Mutter, Frau Zimmermann (Psychologin aus dem Frauenhaus), Frau Dreher vom Jugendamt und Leons Therapeutin am Gespräch teil. Herr Steiner hat vorher bereits mit beiden Therapeutinnen und der Jugendamtsmitarbeiterin besprochen, dass er die Moderation übernehme und dass das Ziel des Gesprächs darin bestehe, mit Leon und seiner Mutter zu besprechen, wie es für beide weitergehen könne. Zu Beginn des Gesprächs stellen sich alle Personen vor. Herr Steiner beginnt damit, Leon und seine Mutter nach Lösungsvorschlägen zu fragen. Leons Mutter äußert den Wunsch, im Frauenhaus zu bleiben, da sie sich dort wohl fühle und sich momentan eine Wohnungssuche nicht zutraue. Leon hingegen schildert den Wunsch, schnellstmöglich auszuziehen. Dies führt zu einem Streit, den Herr Steiner jedoch schlichten kann. Er zeigt für beide Positionen Verständnis und leitet das Thema Wohngruppe ein. Frau Dreher erklärt das weitere Vorgehen etwas ausführlicher und stellt zwei Einrichtungen vor, die infrage kommen würden. Frau Zimmermann zeigt der Mutter die Vorteile einer zeitweiligen räumlichen Trennung auf. Auch Leons Therapeutin schaltet sich ein und stellt die Vorteile für Leon dar. Leons Mutter bleibt skeptisch, lässt sich jedoch darauf ein, sich eine der Wohngruppen zusammen mit ihrem Sohn einmal anzusehen. Frau Dreher kündigt an, das Gesprochene in einem Protokoll festzuhalten und einen Termin für die Besichtigung der Wohngruppe auszumachen. Weitere Optionen hält sie offen. Das Gespräch wird beendet, alle verabschieden sich.

Weiterer Verlauf

Leon und seine Mutter entscheiden sich dafür, dass Leon in eine Wohngruppe zieht und seine Mutter vorerst im Frauenhaus bleibt. Das Jugendamt genehmigt die vollstationäre Jugendhilfemaßnahme, und Frau Dreher kümmert sich darum, dass Leon in der Wohngruppe einen Platz erhält. Leon fühlt sich nach ersten Schwierigkeiten bei der Eingewöhnung wohl in der Einrichtung und findet schnell Anschluss.

Diagnostisch bestätigen sich eine PTBS, eine Störung des Sozialverhaltens sowie eine leichte depressive Episode. Nachdem Leon gut in der Wohngruppe angekommen ist, beginnt die Therapeutin traumafokussiert mit ihm seine Gewalterfahrungen zu bearbeiten. Im Mittelpunkt steht hierbei die häusliche Gewalt, die ihn am nachhaltigsten belastet. Die Therapeutin wendet die traumafokussierte kognitive Verhaltenstherapie nach Cohen et al. (2009b)an. Sie erarbeitet mit Leon ein Traumanarrativ. Durch die wiederholte Konfrontation mit den traumatischen Erlebnissen beim Erzählen, Schreiben und wiederholten Lesen setzt bei Leon Habituation an die traumatischen Erlebnisse ein, und die Wiedererlebenssymptomatik wird weniger. Weiterhin werden anhand des Traumanarrativs dysfunktionale und verzerrte Kognitionen (z.B. „Ich bin schuld an der Gewalt, die meine Mutter erlebt hat, ich hätte besser auf sie aufpassen müssen“) identifiziert und aufgelöst. Im Verlauf der Therapie kann durch den traumafokussierten Ansatz in Kombination mit der therapeutischen Arbeit an Leons Impulskontrolle eine kontinuierliche Reduktion des aggressiven Verhaltens erzielt werden, auch die Albträume werden deutlich weniger. Leons Stimmung stabilisiert sich, sein Antrieb wird besser. Seine Schulleistungen kann er noch nicht verbessern, er wiederholt die Klasse. Leons Mutter bleibt weitere fünf Monate im Frauenhaus und kann dann in eine eigene Wohnung umziehen. Trotz psychotherapeutischer Betreuung lernt sie schon nach kurzer Zeit einen neuen Partner kennen, der sie ebenfalls misshandelt und flüchtet wieder ins Frauenhaus. Mithilfe eines Betreuers in der Wohngruppe ermittelt Leon die Kontaktdaten seiner Großeltern und setzt sich mit ihnen gegen den Willen seiner Mutter wieder in Verbindung. Über diese erfährt er, dass sein Vater eine Alkoholentzugstherapie gemacht hat und „trocken" ist. Ein Treffen kann sich Leon derzeit noch nicht vorstellen. Mit seiner Mutter steht Leon regelmäßig in Kontakt, allerdings werden die Treffen weniger, und das Verhältnis bleibt angespannt.

5.2 Mia

Die Psychologin einer Familienberatungsstelle erhält einen Anruf aus einer Kinderkrippe. Die Erzieherin schildert folgenden Fall:

„Guten Tag Frau Neumann, hier spricht Martina Schneider aus der städtischen Kinderkrippe. Ich sitze hier mit den Eltern von Mia. Mia ist acht Monate alt und seit etwa fünf Wochen bei uns in der Krippe. Ich habe den Eltern gegenüber unsere Sorgen um das Kind formuliert, weil Mia sehr ruhig wirkt, sie von sich aus wenig Blickkontakt sucht, wenig vokalisiert und sehr viel schläft. Wir haben auch darüber gesprochen, dass Mia nach Rauch riecht. Frau Schwarz hat mir erklärt, dass sie in der Wohnung rauchen, im Zimmer des Babys aber nicht.

Es ist auch schon ein paar Mal vorgekommen, dass der Vater, Herr Albrecht, vergessen hat, Mia aus der Krippe abzuholen und uns auch Alkoholgeruch aufgefallen ist. Herr Albrecht sagte gerade, dass er auf Arbeitssuche sei und deswegen keinen geregelten Tagesablauf habe. Habe ich das so richtig zusammengefasst, Frau Schwarz und Herr Albrecht? Wir haben uns eben abgesprochen, dass es gut wäre, weitere Unterstützung zu haben."

Die Erzieherin gibt den Hörer an Frau Schwarz, und die Psychologin lädt sie ein, noch diese Woche in ihre Sprechstunde zu kommen.

Erstgespräch

Frau Schwarz erscheint wie verabredet in der Beratungsstelle. Nach der Begrüßung knüpft die Psychologin an das Telefonat mit Frau Schneider, der Erzieherin von Mia, an.

Die Psychologin benennt als Ziel des folgenden Gesprächs, dass sie die Situation Mias und der Familie kennenlernen möchte, um dann gemeinsam zu überlegen, welche Unterstützungsmöglichkeiten in Betracht kämen.

Aus den Schilderungen der Mutter wird klar, dass die Eltern unter hohen Belastungen stehen. Die Mutter, Frau Schwarz, studiert Kunst und Design und hat zudem einen Nebenjob in einem Café, wo sie an zwei Nachmittagen die Woche bedient. Der Vater,

Herr Albrecht, sei auf Arbeitssuche und konsumiere laut Frau Schwarz immer häufiger und immer mehr Alkohol. Er verbringe viel Zeit im Bett, sei gereizt und sehr ungeduldig, wenn Mia schreie. Frau Schwarz stehe mit der Verantwortung für das Kind, mit dem Haushalt und ihrem Studium recht alleine da. Finanziell sei es sehr schwierig. Die eigenen Bedürfnisse der Eltern werden denen des Kindes häufig vorangestellt.

Die Psychologin teilt der Mutter mit, dass sie sich Sorgen um Mia und ihre Entwicklung mache, es den Erzieherinnen in der Kinderkrippe ebenso ergehe. Ihrer Einschätzung nach sei es notwendig, einen weiteren Gesprächstermin noch innerhalb dieser Woche zu vereinbaren. Frau Schwarz wirkt sehr betroffen, sie verspricht, sich zwei Tage später noch einmal Zeit für ein Gespräch zu nehmen. Sie sagt auch zu, Mias Vater mitzubringen.

Interner und externer Austausch

Die Psychologin bespricht den Fall von Mia und ihren Eltern in der am Tag darauf stattfindenden Teambesprechung der Beratungsstelle. Im Team entsteht der Eindruck, dass aufgrund der belasteten familiären Situation, in der es für die Eltern schwierig ist, den Bedürfnissen von Mia gerecht zu werden, Mias Entwicklung gefährdet ist und die Familie Unterstützungsbedarf hat. Es wird vereinbart, dass die Psychologin sich von einer insoweit erfahrenen Fachkraft pseudonymisiert in Mias Fall beraten lässt, um die Einschätzung des Teams mit ihr zu diskutieren und das weitere Vorgehen zu besprechen.

Am Nachmittag erreicht die Psychologin die insoweit erfahrene Fachkraft und schildert den Fall. Die Beratung ergibt, dass die insoweit erfahrene Fachkraft die Einschätzung des Teams teilt, dass sich hier gewichtige Hinweise auf eine Kindeswohlgefährdung ergeben. In dem Telefonat werden mögliche und notwendige Unterstützungsangebote für die Familie besprochen. Der Hilfebedarf ist deutlich höher als nur die Vermittlung Früher Hilfen, bzw. sollte die Unterstützung mehrere Angebote umfassen, die sowohl Beziehungsförderung, Alltagsstrukturierung und Hilfen zur Erziehung (SPFH) ebenso wie therapeutische Hilfen für die Eltern einbeziehen.

Zweites Gespräch

Ziel des zweiten Gesprächs, das mit beiden Eltern stattfindet, ist es, deren Vertrauen zu gewinnen, eine Zusammenarbeit zu etablieren und weitergehende Unterstützung für die Familie einzuleiten.

Die Psychologin bedankt sich, dass die Eltern zum Gespräch erschienen sind. Sie fasst die familiären Belastungen zusammen, die sich aus den Schilderungen der Mutter zwei Tage zuvor ergeben haben, und erläutert, wo sie darin Gefährdungsaspekte für Mias Wohl und ihre weitere Entwicklung sieht. Sie zeigt Zusammenhänge zu den bereits bestehenden Auffälligkeiten, die auch die Kinderkrippe schildert, auf. Sie validiert dabei immer wieder die schwierige Situation der Eltern, die aufgrund der Belastungen an ihre Grenzen und in die Überforderung geraten und stellt dar, dass zu Mias Wohl – aber auch dem Wohl der Eltern selbst – Unterstützung dringend nötig ist.

Die Psychologin schlägt den jungen Eltern Folgendes vor:

- Gemeinsame Kontaktaufnahme zum örtlichen Jugendamt und Anbahnung einer ambulanten Hilfe zur Erziehung, z.B. einer Unterstützung durch eine Sozialpädagogische Familienhilfe (SPFH).
- Weitere Termine bei ihr in der Beratungsstelle mit Entwicklungsdiagnostik ggf. mit Feinfühligkeitstraining zur Bindungsförderung, wie etwa videogestützter Entwicklungspsychologischer Beratung, wenn möglich für beide Eltern.
- Austausch zwischen ihr und dem Kinderarzt, um gemeinsam die körperliche und geistige Entwicklung Mias gut zu beobachten und ggf. zu fördern; hierzu ist eine Schweigepflichtsentbindung durch die Eltern nötig.
- Austausch zwischen ihr und der Kinderkrippe, auch hier ist eine Schweigepflichtsentbindung vonnöten.
- Empfehlung an Herrn Albrecht, eine Suchtberatung in Anspruch zu nehmen, um abzuklären, inwieweit eine weitere medizinische und psychotherapeutische Behandlung notwendig ist.

Die Mutter reagiert wie bereits im ersten Gespräch sehr betroffen. Sie versucht, sich zu rechtfertigen, worauf die Psychologin mit Verständnis reagiert, die schwierige Situation validiert und den hierdurch entstehenden dringenden Unterstützungsbedarf betont. Die Mutter zeigt sich mit den vorgeschlagenen Punkten einverstanden.

Der Vater reagiert zunächst ablehnend, vor allen Dingen auf den Vorschlag, Kontakt zum Jugendamt aufzunehmen, hier sei ja sicher nur das Ziel, ihnen Mia wegzunehmen. Die Psychologin erklärt ihm die Funktion und Aufgaben des Jugendamtes, das Ziel, Kinder in ihren Familien zu belassen und die Familien hierbei so zu unterstützen, dass dies zum Wohle der Kinder gelingen könne. Sie stellt Mias Wohl in den Mittelpunkt und benennt die Sorge um Mia, die sie und die Eltern ja gemeinsam hätten. Weiterhin erläutert sie Herrn Albrecht, dass sie in dem Falle, dass er keine Unterstützung annehmen wolle, auch gegen seinen Willen das Jugendamt informieren werde, da sie das Wohl Mias in der Situation, wie sie aktuell sei, gefährdet sehe. Eine Kooperation der Eltern mit den verschiedenen Unterstützern, auch dem Jugendamt, sei für Mia sicher gewinnbringender. Die Mutter wirkt zusätzlich auf ihren Lebenspartner ein, sodass er sich schließlich ebenfalls einverstanden zeigt und die Psychologin die vorgeschlagenen Maßnahmen gemeinsam mit den Eltern anbahnen kann.

5.3 Jasmin

Jasmin (15 Jahre) wird von der Polizei zur Krisenintervention in eine Klinik für Kinder- und Jugendpsychiatrie eingeliefert. Die Polizisten berichten, dass sie von der Lebenspartnerin von Jasmins Vater gerufen wurden, weil diese akute Suizidalität vermutete.

Sie hätten die Badezimmertür aufbrechen müssen und Jasmin mit blutenden Armen und Schnittverletzungen vorgefunden. Die Wunden seien in der chirurgischen Abteilung des Klinikums bereits genäht und versorgt worden. Die Ärzte dort hätten eine Vorstellung in der Kinder- und Jugendpsychiatrie initiiert.

Der diensthabende Psychiater versucht, mit Jasmin Kontakt aufzunehmen. Er fragt sie, wie es zu dem Vorfall gekommen sei. Jasmin ist jedoch nicht bereit, zu sprechen.

Von der Partnerin ihres Vaters erfährt der Arzt, dass ein heftiger Streit zwischen Jasmin und ihrem Vater vorausgegangen sei. Jasmin sei zum Ende des Schuljahres der 9. Klasse versetzungsgefährdet, und der Vater habe darauf bestanden, dass Jasmin ihn zum Gespräch mit der Rektorin begleite. Jasmin habe daraufhin mit Gegenständen nach dem Vater geworfen, geschrien und sich ins Bad eingeschlossen.

Vorgeschichte

Jasmin ist das einzige Kind ihrer Eltern, Martina und Michael Langer. Martina Langer ist bei Jasmins Geburt 21 Jahre alt. Sie ist von Beruf Bürokauffrau und arbeitet bei einem mittelständischen Unternehmen. Jasmins Vater Michael ist zum Zeitpunkt der Geburt 19 Jahre alt. Er hat ebenfalls eine Ausbildung als Bürokaufmann vor kurzem beendet.

Die ersten Lebensmonate verbringt Jasmin mit ihren Eltern in der gemeinsamen 3-Zimmer-Wohnung. Ihr Vater leidet, u. a. als Folge von Vernachlässigungs- und Missbrauchserfahrungen in seiner Kindheit, wiederholt an depressiven Episoden. In Jasmins früher Kindheit wird er deshalb zweimal für je sechs Wochen stationär behandelt. Die Familie ist in dieser Zeit finanziell und emotional sehr belastet. Jasmins Mutter muss viel arbeiten, um den Lebensunterhalt zu sichern. Jasmin wird ab dem 6. Lebensmonat in der firmeneigenen Kindertagesstätte betreut.

Im Alter von zweieinhalb Jahren trennen sich Jasmins Eltern. Die zunehmenden finanziellen Sorgen der Familie und die Depression des Vaters waren eine zu große Belastungsprobe für die Beziehung. Zwischen den Eltern war es mehrfach auch zu körperlicher Gewalt gekommen. Jasmin wohnt fortan bei ihrer Mutter und sieht den Vater, der in eine andere Stadt gezogen ist, nur noch zweimal im Monat sonntagnachmittags. Die Eltern haben keinen guten Kontakt zueinander und streiten auch in Anwesenheit ihrer Tochter. Da der Vater bei einer dieser Auseinandersetzungen mit Suizid drohte, lässt die Mutter Jasmin nicht mehr mit dem Vater alleine. Die Treffen zu dritt verlaufen sehr angespannt, und Jasmin äußert wiederholt, sie wolle den Vater nicht treffen.

Als Jasmin vier Jahre alt ist, wird bei der Mutter ein Hirntumor entdeckt, der schon so fortgeschritten ist, dass ihr nur palliative Maßnahmen angeboten werden. Die Mutter muss in dieser Zeit mehrfach stationär behandelt werden. Jasmin wohnt währenddessen bei ihrer Großmutter mütterlicherseits. Der Vater wird, so ist es der Wunsch der

Mutter, nicht über ihren Gesundheitszustand informiert. Auch gegenüber Jasmin erwähnt die Mutter ihre Krankheit nicht. Sie erzählt dem Kind, sie müsse vermehrt auf Dienstreisen fahren. Das Sprachareal im Gehirn wird durch den Hirntumor derart beeinträchtigt, dass die Mutter sprachlich mehr und mehr eingeschränkt ist. Nur wenige Wochen nach der Diagnosestellung verstirbt die Mutter. Jasmin erfährt erst einige Tage nach der Beerdigung von ihrer Großmutter vom Tod der Mutter.

Nach längeren Auseinandersetzungen zwischen der Großmutter mütterlicherseits und dem Vater zieht Jasmin zu diesem. Sie muss daraufhin die Kindertagesstätte wechseln, und aufgrund der konfliktreichen Beziehung von Vater und Großmutter hat Jasmin nur noch sehr sporadisch Kontakt zu dieser. Zu seinen eigenen Eltern pflegt der Vater keinerlei Kontakte. Jasmins „Lieblingstante", eine Cousine der Mutter, bemüht sich anfangs um regelmäßige Besuche, bei denen sie mit Jasmin in den Zoo oder Eis essen geht. Als diese Tante berufsbedingt ins Ausland zieht, sieht Jasmin auch sie nur noch sehr selten.

Der Vater ist anfangs sehr bemüht, für Jasmin da zu sein. Aufgrund seiner eigenen Erkrankung gelingt es ihm aber nur sehr eingeschränkt, auf die kindlichen Bedürfnisse seiner Tochter einzugehen. Die Erzieherinnen in der Kindertagesstätte beobachten in den Abholsituationen, wie der Vater seine Tochter recht schroff und teilweise sehr abweisend empfängt. Ihnen fällt auch auf, dass Jasmin nach Wochenenden nur von wenigen gemeinsamen Aktivitäten berichtet. Es scheint, als sei sie die meiste Zeit auf sich allein gestellt und sehe viel fern. Der Vater kann nur schlecht zwischen seinen eigenen Bedürfnissen und denen von Jasmin unterscheiden. Er bezieht sie schon früh in wichtige Entscheidungen mit ein und teilt seine Nöte mit ihr (finanzielle Sorgen, Konflikte mit der Familie von Jasmins Mutter, Wohnortwechsel, Auswahl der Grundschule).

Jasmin wird mit sechs Jahren eingeschult. Die Klassenlehrerin beschreibt sie anfangs als sehr offenes und neugieriges Mädchen, das sehr bedürftig erscheine und alle schulischen wie außerschulischen Angebote (AGs, Nachmittagsbetreuung) dankbar annehme.

Im Laufe der Schuljahre verändert sich dieser positive Eindruck zunehmend. Jasmin macht nur noch selten Hausaufgaben, zeigt wenig Leistungsbereitschaft und beteiligt sich kaum am Unterrichtsgeschehen. Sie hat wenig Kontakt zu ihren Mitschülerinnen und Mitschülern. Als Jasmin ins Jugendalter kommt, verstärkt sich ihr Rückzug: Sie schottet sich mehr ab, redet immer weniger mit dem Vater, und ihre Noten in der Schule verschlechtern sich kontinuierlich. In der Schule haben die Lehrer den Eindruck, dass Jasmin dem Unterricht nicht folgt, sie mit ihren Gedanken oft ganz woanders sei. Der Sportlehrerin fällt auf, dass Jasmin auch im Sommer nur langärmelige Kleidung trägt; sie vermutet daher, dass Jasmin sich ritzt.

Der Vater hat zu dieser Zeit eine bessere Phase, er lernt seine neue Freundin, Sonja, kennen und verbringt viel Zeit mit ihr. Jasmin hingegen verlässt oft mehrere Tage lang die Wohnung gar nicht und steht nur auf, wenn ihr Vater außer Haus ist. Nach ein paar Monaten Beziehung verbringt Sonja so viel Zeit bei Jasmin und ihrem Vater, dass sie ihre eigene Wohnung aufgibt. Zwischen den beiden Frauen kommt es häufig zu Konflikten, da Jasmin sich von Sonja bevormundet fühlt.

Jasmins Kontakt zu Gleichaltrigen ist sehr eingeschränkt, und sie pflegt hauptsächlich Kontakt zu Internetbekanntschaften, die sie noch nie persönlich getroffen hat. Eines Abends bemerkt der Vater, dass Jasmin mit einem Bekannten „skyped". Dieser will sie überreden, ihm Nacktfotos von sich zu schicken. Der Vater ist fassungslos und stellt Jasmin später zur Rede. Jasmin wird zornig und unterstellt ihrem Vater, er wisse nicht, wie es in ihr aussehe. Sie würde am liebsten nicht mehr leben. Der Vater reagiert nicht auf diese Aussage und geht ins Bett. Er spricht Jasmin auch in den nächsten Tagen nicht mehr auf diese Aussage an.

Eine Woche später kommt es zu der Eskalation aufgrund des Gesprächs in der Schule und der Notfallvorstellung in der KJP.

Weiterer Verlauf nach der Notfallvorstellung durch die Polizei

Jasmin gefällt es auf der Station nicht, sie möchte nicht bleiben. Der Vater sieht sich überfordert, seine Tochter in diesem Zustand wieder nach Hause zu nehmen. Gemeinsam mit dem Arzt wird daher als Minimalkonsens eine Krisenintervention von fünf Tagen vereinbart. Einer Betreuerin auf Station gelingt es beim gemeinsamen Backen, Kontakt zu Jasmin aufzubauen. Jasmin berichtet ihr gegenüber, dass sie eigentlich auch nicht mehr nach Hause wolle. Die Betreuerin ermutigt sie, dies im anstehenden gemeinsamen Familiengespräch anzusprechen. Jasmin kann sich dazu nicht durchringen. Beim Abschlussgespräch bricht es schließlich aus Jasmin hervor, dass sie nicht mehr nach Hause wolle. Die Kliniksozialarbeiterin involviert daraufhin das Jugendamt, welches Jasmin in Obhut nimmt und in einer Mädchenwohngruppe ihrer Heimatstadt unterbringt.

Es werden Wiedervorstellungstermine in der Institutsambulanz geplant, um eine ausführliche Diagnostik durchzuführen und einen Plan für die weitere Behandlung zu entwickeln. Jasmin nimmt die Termine sehr unregelmäßig wahr. Dennoch kristallisieren sich in den diagnostischen Verfahren eine mittelgradige depressive Episode sowie Hinweise auf die Entwicklung einer Borderline-Persönlichkeitsstörung mit Auffälligkeiten in der Emotionsregulation sowie im Interaktionsverhalten und der Beziehungsgestaltung heraus. In der Wohngruppe fällt den Mitarbeiterinnen auf, dass Jasmin sich stark abschottet, vor allem gemeinsame Mahlzeiten mit der Gruppe meidet und in Konfliktsituationen sehr impulsiv reagiert. Zudem beobachten die Betreuerinnen, dass Jasmin sich häufig selbst verletzt. Es scheint, als ritze sie sich vor allem nach Situationen, in denen zwischenmenschliche Konflikte entstehen. Jasmin ist in solchen Momenten für die Mitarbeiterinnen nicht zugänglich und reagiert gereizt und aggressiv.

Im Verlauf kommt es immer wieder zu Krisen und Eskalationen mit Notfallvorstellungen in der Klinik und teilweise kriseninterventorischen Aufnahmen. Ein längerer, geplanter und therapeutischer Aufenthalt mit den Zielen der Verbesserung der Emotionsregulation, der Stimmungsstabilisierung sowie der Bearbeitung von Jasmins zwischenmenschlichen Interaktionsmustern durch eine Kombination aus u. a. traumafokussierten Ansätzen sowie Elementen der DBT-A wird angedacht. Jasmin ist einverstanden und lässt sich auf die Warteliste für die Station setzen.

5.4 Tim

Tim ist ein 10-jähriger Junge. Sein Vormund ist das Jugendamt.

Schwangerschaft und Geburt

Julia, Tims Mutter, erlebt eine unkomplizierte Schwangerschaft. Es gelingt ihr, den vormaligen Cannabiskonsum einzustellen, ihren Zigarettenkonsum reduziert sie auf drei bis fünf Zigaretten pro Tag. Alkohol trinkt sie während der Schwangerschaft selten, z. B. bei Geburtstagsfeiern ein Glas Sekt. Sie entbindet stationär, die Geburt erfolgt spontan und verläuft komplikationslos. Nach zwei Tagen kann Julia die Klinik mit Tim verlassen.

Da Julia noch nicht volljährig ist, liegt das Sorgerecht für Tim beim Jugendamt.

Die ersten Wochen und Monate

Tim lebt nach seiner Geburt mit Julia bei seinen Großeltern Harald und Gertrud sowie Julias 20-jährigem Bruder Martin. Damit Julia ein eigenes Zimmer für sich und Tim in der beengten Wohnung hat, schlafen die Großeltern im Wohnzimmer auf der Couch. Die familiäre Atmosphäre ist angespannt. Tims Großvater Harald ist ohne Arbeit und trinkt regelmäßig. Er gerät schnell in Rage; laute Auseinandersetzungen, insbesondere zwischen Harald und Tims Onkel Martin, sind an der Tagesordnung.

Trotz der angespannten Wohnsituation ist Julia glücklich über Tims Geburt und sehr stolz auf ihn.

Sie ist in den ersten Wochen sehr um seine Versorgung bemüht und hält sich an die Empfehlungen der Hebamme. Jedoch gelingt es Julia nur bedingt, Tims Bedürfnisse bzw. seine Signale adäquat zu lesen und einzuschätzen sowie angemessen auf diese zu reagieren.

Insgesamt schreit Tim in den ersten drei Lebensmonaten sehr viel und lässt sich nur schwer beruhigen. Es braucht wenig, um ihn aus der Balance zu bringen.

Tims Vater Frank kommt in der Zeit nach der Geburt zunächst regelmäßig und häufig zu Besuch. Er ist bemüht, Julia bei Tims Versorgung zur Hand zu gehen. Mit der Zeit werden Franks Besuche seltener, bis sie ganz ausbleiben. Julia und Frank trennen sich. Julia ist mit Tims Versorgung und seinem unruhigen Temperament zunehmend überfordert. Sie hat weiterhin Schwierigkeiten, seine Signale zu erkennen und angemessen darauf zu reagieren. Es fällt ihr beispielsweise schwer, zu unterscheiden, ob Tim müde oder hungrig oder ob ihm langweilig ist. Sie neigt dazu, ihn eher überzustimulieren, spricht laut und wenig moduliert mit ihm, streichelt und umarmt ihn eher grob. Auf sein Weinen reagiert sie immer häufiger genervt bzw. versucht, es zu ignorieren.

Nach Ablauf der ersten vier bis sechs Wochen beginnt Julia, zunehmend wieder auszugehen. Zunächst nimmt sie den kleinen Tim mit. Bei den Treffen mit ihren Freunden verzögert sie jedoch Tims Mahlzeiten und das Windelwechseln. Tim entwickelt eine Windeldermatitis. Nach Beratung durch den Kinderarzt bessert sich das Hautbild, es kommt aber immer wieder zu Entzündungen.

Julia wird immer routinierter im Wechseln der Windeln, gleichzeitig wird ihr Handlungstempo aber deutlich schneller, sie verhält sich teilweise ruppig.

Es gelingt Julia immer weniger, die Verabredungen mit ihren Freunden und die Versorgung von Tim in Einklang zu bringen. Sie bleibt phasenweise mit Tim zu Hause, beginnt dann aber wieder, vermehrt abends wegzugehen. Tim verbringt dann die meiste Zeit auf einer Decke im Wohnzimmer, während der Großvater TV schaut. Seine Großmutter arbeitet abends als Putzkraft. Tims Großvater reagiert auf Tims Quengeln meist nicht. Insgesamt wird Tim immer angepasster. Nach drei Monaten wird seine Irritierbarkeit weniger, er weint weniger, ist aber motorisch sehr angespannt.

Tim wird immer mobiler und beginnt mit etwa neun Monaten, zu robben. Er erkundet die Wohnung, räumt Regale aus und spielt zwischen Bierflaschen und Chipstüten. Von seinen Familienmitgliedern erfährt er inkonsequente Grenzsetzungen – Julia ist zuweilen sehr lax, amüsiert sich über den Entdeckungsdrang ihres Kindes. An anderen Tagen reagiert sie heftig, fasst Tim grob an und ist verbal ausfallend und laut. Wenn Tim weint, erfährt er selten Zuwendung und Trost. Die Familienmitglieder reagieren vielmehr genervt und herrschen ihn an, mit dem Weinen aufzuhören.

Durch die Mobilität des Kindes wird die Wohnsituation immer beengter. Als Tim laufen lernt, wird er immer aktiver und lauter. Er läuft unruhig in der Wohnung umher, schafft Unordnung, es gehen Dinge zu Bruch. Tim kann sich nicht konzentrieren, er macht einen hyperaktiven Eindruck. Er ist kaum zu bändigen. Ihn fasziniert alles, was Lärm macht, dementsprechend klopft er ausgiebig auf Möbel und Spielsachen und macht Krach. Die ganze Familie ist sehr angestrengt, immer häufiger eskalieren kleine Auseinandersetzungen, deren Auslöser nicht selten Tims Aktivitäten sind. Tim verbringt den Großteil seiner Zeit in der Wohnung, er hat kaum Möglichkeiten, draußen zu spielen.

Überforderung von Julia

Als sich die inzwischen 18-jährige Julia neu verliebt, entschließt sie kurzerhand, mit dem 13-monatigen Tim zu ihrem neuen Partner Marc zu ziehen. Das Sorgerecht ist inzwischen vom Jugendamt auf Julia übergegangen, trotzdem besteht regelmäßig Kontakt zur zuständigen Jugendamtsmitarbeiterin.

Mit Marc leben Tim und seine Mutter nun in einer Zwei-Zimmer-Wohnung mit zwei Hunden. Julia und ihr Partner haben oft Besuch von Freunden – es wird geraucht und getrunken, die Musik ist laut. Tim ist zwar mittendrin, aber nicht dabei. Er erfährt kaum liebevolle Zuwendung, sondern wird sich selbst überlassen. Nach wie vor ist Julia mit Tims Versorgung überfordert, es fällt ihr schwer, ihre eigenen Bedürfnisse hinter die Tims zu stellen. Fühlt sie sich von Tim gestört, wird sie sehr schnell ärgerlich und zunehmend aggressiv im Umgang mit ihm.

In solchen Situationen erfährt Tim auch keinen Trost von Marc, sondern bleibt alleine mit seinem Kummer. Er spielt dann alleine zwischen den Hunden.

Die Erledigung der Hausarbeiten bleibt oft liegen. Die Wohnung ist schmutzig, Julia kocht nicht. Tim wird unregelmäßig und wenig ausgewogen ernährt (viel Süßes, wenig Frisches).

Nach wie vor ist Tim ein äußerst aktives, unruhiges Kind, das seine Mitmenschen herausfordert: Er kann ausdauernd laut lärmend durch die Wohnung laufen, es fällt ihm schwer, sitzen zu bleiben. Bei Auseinandersetzungen mit seiner Mutter, beispielsweise beim Zubettgehen, wird er wütend und schreit laut und mit hochrotem Kopf. In einer solchen Situation fühlt sich Julia sehr überfordert, sie kämpft mit dem knapp zweijährigen Tim, wird laut und fasst ihn grob an. In Momenten der Überforderung und Wut ohrfeigt sie ihn. Wenn Julia solche Verhaltensweisen zeigt, ist Tim hoch wachsam, verfolgt sie mit den Augen, „friert ein" und erstarrt.

Etwa zur selben Zeit wird Julia erneut schwanger. Sie ist nun oft müde und energielos, Tim hingegen wird noch aktiver. Julia strukturiert Tim noch weniger, ihre aggressiven Ausbrüche ihm gegenüber häufen sich gleichzeitig. Die Jugendamtsmitarbeiterin bietet Julia die Unterstützung einer Sozialpädagogischen Familienhilfe (SPFH) an, welche Julia nach anfänglichem Zögern annimmt. Während der Schwangerschaft gelingt es Julia, mithilfe der SPFH, Frau Schneider, die alltäglichen Dinge zu erledigen.

Tims Schwester Tamina wird geboren. Tim ist inzwischen zweieinhalb Jahre alt. Als Tamina wenige Wochen alt ist, ereignet sich folgende Situation: Frau Schneider erscheint zum vereinbarten Termin bei Julia und Marc. Im Treppenhaus trifft sie Marc, der auf dem Weg in den Keller ist und sie informiert, die Wohnungstüre stehe offen. Frau Schneider betritt die Wohnung und kündigt sich durch ein lautes „Hallo Julia" an. Die Wohnung ist schmutzig, es stinkt nach vollen Windeln und Müll, die Müllsäcke stapeln sich hinter der Tür. Als Frau Schneider keine Antwort erhält, geht sie von Raum zu Raum. Im Badezimmer entdeckt sie den zweieinhalbjährigen Tim alleine in der Badewanne. Er sitzt im Wasser und spielt. Frau Schneider nimmt Tim aus dem Wasser, er lässt das widerstandslos geschehen. Nachdem sie Tim versorgt hat, macht sich Frau Schneider auf die Suche nach Julia. Diese ist im Schlafzimmer und wickelt Tamina. Frau Schneider spricht Julia später in der Küche auf die Situation an, dass es sehr gefährlich sei, einen Zweieinhalbjährigen alleine in der Badewanne zu lassen. Julia kann dies nicht nachvollziehen („das Wasser ging ihm doch nicht mal bis zum Bauch").

Frau Schneider nimmt die Situation zum Anlass, Julia darauf anzusprechen, dass sie mit der Versorgung der beiden Kinder deutlich überfordert erscheine. Julia wehrt dies zunächst heftig ab. Frau Schneider kann sie jedoch dafür gewinnen, ein Gespräch mit dem Jugendamt zu führen. In diesem schlägt die Jugendamtsmitarbeiterin vor, Tim vorübergehend in einer Pflegefamilie unterzubringen. Julia erbittet sich Bedenkzeit. Zwei Tage später stimmt sie dem Vorschlag zu.

Tim zieht in eine Pflegefamilie

Die Pflegemutter, Frau Simon, besucht Tim gemeinsam mit der Jugendamtsmitarbeiterin dreimal, bevor sie ihn letztendlich mitnimmt. Bei den Besuchen von Frau Simon ist Tim offen, er spielt mit ihr, nähert sich ihr schnell und kuschelt sich auf ihren Schoß. Er scheint zwischen vertrauten und fremden Personen keinen Unterschied zu machen. Tim geht sofort und ohne offensichtlichen Abschiedsschmerz mit Frau Simon mit.

Tim wirkt nach der Ankunft bei Familie Simon wenig belastet von der neuen Situation und der Trennung von seiner Mutter. Er sucht Körperkontakt, scheint wenig vorsichtig zu sein. Seine Mutter Julia besucht ihn anfänglich einmal pro Woche. Tims Verhalten bei den Besuchen ist unauffällig, er zeigt beim Abschied keinen Trennungsschmerz. Nach den Besuchen ist er abends aber sehr aufgedreht und schwer einzugrenzen. Julia findet diese Termine emotional sehr aufwühlend, sodass die Besuche kontinuierlich abnehmen, bis der Kontakt nur noch sporadisch besteht. Am Anfang ruft Julia vor den Treffen an, um abzusagen, dann bleibt sie unentschuldigt weg.

Die Simons sind zunächst sehr angetan von Tims Offenheit und der augenscheinlich unproblematischen Eingewöhnung. Nach und nach jedoch wird der Umgang mit Tim immer herausfordernder: Tims Stimmung kippt schnell – wenn er beispielsweise beim Essen seinen Willen nicht bekommt, wird er sehr wütend und schreit. Beim Ausagieren seiner Wut fällt Geschirr herunter.

Auch wird immer deutlicher, dass Tim Entwicklungsverzögerungen aufweist: Er spricht für seine knapp drei Jahre sehr schwer verständlich, hat einen kleinen Wortschatz. Die Sauberkeitserziehung bleibt hinter der Gleichaltriger zurück, er kotet ein. Es fällt Tim sehr schwer, alleine und konzentriert zu spielen. Beim gemeinsamen Anschauen eines Buches oder einem Spiel kann Tim nur kurz „bei der Sache bleiben". Nach kurzer Zeit steht er auf, läuft herum und sucht sich eine neue Beschäftigung, die er wiederum nach kurzer Zeit unterbricht. Er fordert beim Spielen die ganze Aufmerksamkeit seiner Pflegeeltern ein, ist dabei aber sehr unkooperativ.

Das Zubettgehen wird zum täglichen Kampf, der beim Zähneputzen beginnt und beim Zudecken endet. Bevorzugt während der Einschlafphase oder infolge frustrierender Interaktionen schlägt Tim mit dem Kopf kontinuierlich in die Matratze und ist dabei sehr ausdauernd. Nachts wacht Tim häufig auf, weint und lässt sich kaum beruhigen. Insbesondere Frau Simon, die die Versorgung von Tim hauptsächlich übernimmt, leidet unter Schlafentzug und ist sehr erschöpft.

Tim wird mit 3,5 Jahren in den Kindergarten eingewöhnt. Dort ist er schnell als „Rowdy" gefürchtet – er teilt oft unvermittelt Schläge an die anderen Kinder aus. Wenn die Erzieherinnen versuchen, ihn zu bändigen, beißt und kratzt er. Auf Grenzsetzungen reagiert er provokant unberührt.

Der wiederholte, heftige Streit zwischen Tim und den anderen Kindern führt dazu, dass sich die Eltern dieser Kinder beschweren. Die Auslöser für die Konflikte sind oft vermeintlich harmlos, etwa ein Gerangel um ein Spielzeug. Tim ärgert jedoch die anderen Kinder auch mutwillig, z. B. zerreißt er Bilder, die andere gemalt haben.

Zunehmend aufreibend ist für das Ehepaar Simon, wie unberechenbar Tim ist. Als der vierjährige Tim Frau Simon beim Kochen zuschaut und durch die Küche läuft, warnt sie ihn vor der heißen Herdplatte. Tim schaut Frau Simon an und legt seine flache Hand auf die heiße Platte.

Frau Simon ist außer sich und zunehmend erschöpft. Sie berät sich mit ihrem Mann. Beide haben den Eindruck, Tim nicht im Zaum halten zu können. Zusätzlich fühlen sie sich durch die Jugendhilfe nicht ausreichend unterstützt. Sie entschließen sich kurzfristig dazu, das Pflegeverhältnis zu beenden. Beim Abschlussgespräch erklären sie, sie hätten sich „das" anders vorgestellt. Durch die Zuspitzung der Situation ist es nicht möglich, für Tim einen sanften Übergang in eine neue Familie zu gestalten. Es gelingt dem Jugendamt, eine Bereitschaftspflegefamilie zu finden. Tim kommt für einen Zeitraum von drei Monaten zu Familie Baier. Frau Baier nimmt Tim beim ersten Besuch sofort mit. Das Ehepaar Simon erklärt Tim nicht, was auf ihn zukommt. Tim wirkt eingeschüchtert, als Frau Baier ihn mitnehmen möchte. Der Abschied von Herrn und Frau Simon fällt knapp aus: Eine flüchtige Umarmung. Den Abschied von Familie Simon nimmt Tim scheinbar unberührt hin. Ohne Protest verlässt er mit Frau Baier die Wohnung.

Ähnlich wie bei Familie Simon ist Tim wenig scheu im Kontakt. Er zeigt keine offensichtliche Trauer über den Wechsel der Familie. Tim verhält sich allgemein Fremden gegenüber auffällig distanzlos. Er wendet sich Herrn und Frau Baier ohne anfängliche Zurückhaltung und Schüchternheit zu.

Bei Familie Baier lebt Tim mit zwei älteren Pflegegeschwistern. Nach anfänglicher Reserviertheit gerät er mit ihnen häufig in Konflikte, da er rücksichtslos Spielsachen an sich nimmt, die Kinder beim Spielen stört und aufdringlich im Kontakt ist.

Pflegefamilie Lehmann

Nach drei Monaten gelingt es dem Jugendamt eine Pflegefamilie, Familie Lehmann, zu finden, die den fünfjährigen Tim auch langfristig aufnehmen möchte. Das Ehepaar Lehmann hat einen sechsjährigen Sohn, Matthias.

Familie Lehmann fährt mit Tim in den Urlaub, kurz nachdem er zu ihnen kommt. Tim ist sehr aktiv und aufgedreht. Matthias reagiert darauf mit Rückzug und Ablehnung. Während des Urlaubs läuft Tim im Supermarkt davon. Als ihn seine Pflegeeltern und das Marktpersonal schließlich finden, reagiert er scheinbar unberührt auf deren Ärger und Sorge.

Nach der Rückkehr aus dem Urlaub verkompliziert Tim den Alltag von Familie Lehmann weiter. Beispielsweise geht er stark mit Matthias in Konkurrenz, er provoziert, schubst und haut. Auch das Verhältnis von Herrn Lehmann zu Tim ist sehr angespannt. Er hat wenig Verständnis für Tims Verhalten, reagiert sehr gereizt auf Tim, wird schnell laut. Manchmal gerät er regelrecht in Rage, wenn Tim seines Erachtens mutwillig Dinge zerstört oder Matthias ärgert. Er fasst Tim grob an und ohrfeigt ihn, wenn Tim sich wehrt.

Tim buhlt um die Aufmerksamkeit der Pflegemutter, indem er riskante Verhaltensweisen zeigt (er klettert z. B. auf Möbel und springt waghalsig herunter, er läuft an viel befahrenen Straßen davon und kokettiert damit, zwischen die Autos zu laufen). Frau Lehmann schafft es immer wieder, durch eine ruhige und konsequente Art zu Tim durchzudringen und wird so zur wichtigsten Bezugsperson für ihn. Trotzdem ist Tim oft unkontrolliert und impulsiv. Friedliche Spielsituationen mit seinem Pflegebruder Matthias können von einem Moment zum anderen eskalieren, wenn sich Tim benachteiligt fühlt oder seinen Willen nicht bekommt.

Beginn der Schulzeit

Tim wird mit sechs Jahren in eine Förderschule eingeschult. Ähnlich wie im Kindergarten fällt Tim auch hier durch eine sehr geringe Frustrationstoleranz auf. Er rennt durch den Klassenraum, wenn er sitzen bleiben soll, ist unkonzentriert und braucht viel Hilfestellung bei der Erledigung seiner Aufgaben. Gemeinsam mit seinem Klassenkameraden Max steigert er sich häufig in vermeintlichen Spaß hinein. Sie bewerfen die anderen Kinder mit Stiften und Papierkügelchen, turnen auf den Möbeln und stören den Unterricht. Immer wieder werden Herr und Frau Lehmann zu Elterngesprächen geladen. Beide wissen sich nicht zu helfen.

Frau Lehmann investiert viel Zeit, um Tim bei den Hausaufgaben zu helfen. Herr Lehmann sieht seinen eigenen Sohn dadurch zurückgestellt. Die familiäre Situation ist sehr angespannt, das Ehepaar streitet viel. Frau Lehmann leidet unter Schuldgefühlen, da sie weder Tim noch ihrem leiblichen Kind noch ihrer Ehe gerecht werden kann. Trotz der vielen Aufmerksamkeit, die Frau Lehmann Tim widmet, ist Tim immer schwieriger im Umgang. Seine Wutausbrüche sind von der ganzen Familie gefürchtet. Herr Lehmann wird in solchen Momenten immer öfter wütend, brüllt Tim an und wird handgreiflich. Frau Lehmann ist verzweifelt und hilflos, Matthias zieht sich immer mehr zurück. Über zwei Jahre vergehen auf diese Weise. Herr Lehmann setzt seine Frau immer mehr unter Druck, Tim „loszuwerden“. Frau Lehmann wehrt sich, möchte Tim nicht aufgeben. Ihre Einstellung ändert sich, als sie eines Tages folgende Situation mit Tim und der Familienkatze beobachtet: Frau Lehmann hört die Katze kreischen und sieht, wie sie von der Küche zum Ausgang flüchtet. Tim läuft hinter der Katze her, versucht sie am Schwanz zu packen. Die Katze läuft auf die Ausgangstür zu. Tim öffnet diese. In dem Moment, als sich die Katze durch den Spalt schlängelt, drückt Tim die Tür fest zu und quetscht die Katze heftig ein. Diese kreischt vor Schmerz, Tim lässt nicht los. Frau Lehmann zerrt Tim weg, er lässt die Tür los. Als Frau Lehmann ihn außer sich zur Rede stellt, reagiert Tim unbeteiligt auf das Leid der Katze. Frau Lehmann schüttelt ihn, auch das lässt er über sich ergehen.

Für Frau Lehmann ist Tim nicht mehr tragbar. Sie ist entsetzt über seine Aggressionen und sein Verhalten. Das Ehepaar möchte Tim abgeben.

5.5 Fred

In der Schule

Fred (12 Jahre) wird in der Pause auf dem Schulhof von einem Mitschüler geschlagen, die Situation droht zu eskalieren, da Fred ebenfalls handgreiflich wird. Als eine Lehrerin interveniert, äußert Fred, er wolle nicht zweimal an einem Tag verprügelt werden. Die Lehrerin fragt nach und Fred berichtet, er sei am Morgen zum wiederholten Mal von seiner Mutter geschlagen worden. Da er nicht vor dem Unterricht einkaufen gehen wollte, sei seine Mutter „total ausgerastet“ und habe ihn mit einem Schuh und dem Handyladekabel geschlagen. Die Lehrerin bespricht sich mit der Schulleitung und informiert anschließend den Krisendienst des zuständigen Jugendamtes. Dieses ordnet die sofortige Vorstellung Freds in der Kinderschutzambulanz der nächstgrößeren Stadt an. Die Eltern werden gebeten, sich dort einzufinden, zwei Mitarbeiter des Jugendamtes fahren in die Schule und begleiten Fred dorthin.

In der Kinderschutzambulanz

Während die Mitarbeiter des Jugendamtes ein Gespräch mit den Eltern führen, kümmern sich eine Ärztin und eine Pflegekraft um Fred. Hier ist Fred überaus verschlossen und antwortet nur einsilbig und scheinbar gleichgültig auf die Fragen der Ärztin. Als die Ärztin zur Eröffnung fragt, ob Fred wisse, warum er im Krankenhaus sei, antwortet er: „Weil die Mama mich gehauen hat.“ Auf weitere Fragen schweigt er oder antwortet mit Nicken und Kopfschütteln. Bei der körperlichen Untersuchung stellt die Ärztin am Hals mehrere Hautblutungen in Form sogenannter Doppelstriemen fest, an der Schulter mehrere unterschiedlich gefärbte Hämatome, darüber hinaus gibt Fred Schmerzen im Brustkorb an. Eine durchgeführte Röntgenaufnahme ergibt den Bruch zweier Rippen, dessen Alter auf ca. zwei Wochen geschätzt wird.

Die Ärztin befragt die Eltern, wie sie sich Freds Verletzungen erklären. Die Mutter räumt ein, sie habe Fred am Morgen eine Ohrfeige geben wollen, sei dabei aber mit der Hand abgerutscht. Die gebrochene Rippe könne sie sich jedoch nicht erklären. Beide Eltern verbieten der Ärztin, mit dem Jugendamt zu sprechen und erinnern sie an ihre Schweigepflicht. In die Erziehung ihres Sohnes müssten sie keine fremde Einmischung dulden und würden das notfalls auch mit einem Rechtsanwalt durchsetzen. Die Ärztin erläutert den Eltern, dass die Befunde aus medizinischer Sicht auf eine erhebliche, wiederholte körperliche Misshandlung hindeuten und sie daher zum Schutz des Kindes alle notwendigen Informationen an das Jugendamt weitergeben werde. Sie beendet das Gespräch, da eine konstruktive Fortführung fraglich erscheint.

Nach einem Gespräch mit der Ärztin entscheiden sich die Mitarbeiter des Jugendamtes, Fred zunächst in Obhut zu nehmen. Er hatte auf dem Weg von der Schule in die Kinderschutzambulanz die Mitarbeiter des Jugendamtes darum gebeten, nicht mehr nach Hause zu müssen. Die Ärztin empfiehlt darüber hinaus, Fred solle im Verlauf über die Kinderschutzambulanz kinder- und jugendpsychiatrisch zur Exploration vorgestellt werden.

Weiterer Verlauf

Sowohl das Jugendamt als auch die Eltern wenden sich unmittelbar nach der Inobhutnahme an das Familiengericht, welches nach der Anhörung Freds, seiner Eltern und der Würdigung des medizinischen Befundes aus der Kinderschutzambulanz den vorläufigen Entzug der elterlichen Sorge anordnet. Fred wird daraufhin in einer pädagogischen Wohngruppe untergebracht, in der er bald wegen aggressiven und oppositionellen Verhaltens gegenüber anderen Kindern und den Fachkräften auffällt. In der kinder- und jugendpsychiatrischen Exploration schildert Fred das Bild eines ausgeprägt gewalttätigen Milieus mit häuslicher Gewalt aller Erwachsenen untereinander und ihm gegenüber, welches aber bisher nicht nach außen gedrungen sei, da beide Eltern sehr auf die Wahrung ihres gesellschaftlichen Ansehens bedacht seien. Eine emotionale Bindung zur Herkunftsfamilie scheint kaum ausgeprägt worden zu sein. Die erste Exploration ergibt deutliche Hinweise auf posttraumatische Stresssymptome sowie weitere externalisierende und internalisierende Verhaltensauffälligkeiten. Der Kinder- und Jugendpsychiater plant einen ausführlichen Diagnostikprozess mit dem Ziel der Indikationsstellung ggf. angezeigter psychiatrisch/psychotherapeutischer Maßnahmen für Fred. Weiterhin empfiehlt er, Fred der Personengruppe des § 35a SGB VIII zuzuordnen und einen Platz in einer therapeutischen Wohneinrichtung zu organisieren. Die Eltern widersprechen der Empfehlung, sodass erneut das Familiengericht zu entscheiden hat.

6 Literatur

Afifi, T.O. & MacMillan, H.L. (2011). Resilience following child maltreatment: A review of protective factors. *Canadian Journal of Psychiatry, 56,* 266–272. https://doi.org/10.1177/070674371105600505

American Psychiatric Association. (2013). *Diagnostic and statistical manual of mental disorders* (5th ed.). Arlington, VA: American Psychiatric Publishing. https://doi.org/10.1176/appi.books.97808904255 96

American Psychiatric Association. (2015). *Diagnostisches und Statistisches Manual Psychischer Störungen – DSM-5* (Deutsche Ausgabe herausgegeben von Peter Falkai und Hans-Ulrich Wittchen, mitherausgegeben von Manfred Döpfner et al.). Göttingen: Hogrefe.

AWMF-Leitlinie Kinderschutz (2019). *AWMF S3+ Leitlinie Kindesmisshandlung, -missbrauch, -vernachlässigung unter Einbindung der Jugendhilfe und Pädagogik (Kinderschutzleitlinie)* (Langfassung 1.0, 2019, AWMF-Registernummer: 027 – 069). Bonn: Kinderschutzleitlinienbüro. Verfügbar unter: https://www.awmf.org/leitlinien/detail/ll/027-069.html

Ayer, L., Danielson, C.K., Amstadter, A.B., Ruggiero, K., Saunders, B. & Kilpatrick, D. (2011). Latent classes of adolescent posttraumatic stress disorder predict functioning and disorder after 1 year. *Journal of the American Academy of Child & Adolescent Psychiatry, 50* (4), 364–375. https://doi.org/10.1016/j.comppsych.2011.04.010

Beers, S.R. & De Bellis, M.D. (2002). Neuropsychological function in children with maltreatment-related posttraumatic stress disorder. *American Journal of Psychiatry, 159,* 483–486. https://doi.org/10.1176/appi.ajp.159.3.483

Berlin, L.J., Appleyard, K. & Dodge, K.A. (2011). Intergenerational continuity in child maltreatment: Mediating mechanisms and implications for prevention. *Child Development, 82,* 162–176. https://doi.org/10.1111/j.1467-8624.2010.01547.x

Berliner, L. & Goldbeck, L. (2014). *Child and Adolescent Trauma Screening Questionnaire (CATS).* Zugriff am 02.09.2016. Verfügbar unter: http://treatchildtrauma.de/cats-child-and-adolescent-trauma-screening-free-download/

Bernhard, A., Martinelli, A., Ackermann, K., Saure, D. & Freitag, C.M. (2018). Association of trauma, posttraumatic stress disorder and conduct disorder: a systematic review and meta-analysis. *Neuroscience & Biobehavioral Reviews, 91,* 153–169. https://doi.org/10.1016/j.neubiorev.2016.12.019

Berthold, O., Frericks, B., John, T., Clemens, V., Fegert, J.M. & von Moers, A. (2018). Misshandlung als Ursache von Frakturen im Kindesalter. *Deutsches Ärzteblatt International, 115* (46), 769–775.

Bertsch, B.M. (2015). *Der erweiterte Beratungsauftrag für insoweit erfahrene Fachkräfte durch das Bundeskinderschutzgesetz – Beratung von Berufsgeheimnisträgern aus dem Gesundheitswesen.* Dissertation, Universität Ulm [Open Access Repositorium]. Verfügbar unter: https://oparu.uni-ulm.de/xmlui/bitstream/handle/123456789/3760/vts_9809_14926.pdf?sequence=1&isAllowed=y [02.12.2018].

Bertsch, B.M. (2016). *Wirkungen des Bundeskinderschutzgesetzes – wissenschaftliche Grundlagen. Ergebnisbericht zu Erhebungen im Gesundheitswesen.* München: Deutsches Jugendinstitut e.V. Verfügbar unter: https://www.fruehehilfen.de/fileadmin/user_upload/fruehehilfen.de/pdf/Publikation_DJI_Wirkungen_Bundeskinderschutzgesetz_Gesundheitswesen.pdf [02.12.2018].

Biringen, Z. & Easterbrooks, M. (2012). Emotional availability: Concept, research, and window on developmental psychopathology. *Development and Psychopathology, 24* (1), 1–8.

Black, D.A., Smith Slep, A.M. & Heyman, R.E. (2001). Risk factors for child psychological abuse. *Aggression and Violent Behavior, 6,* 189–201. https://doi.org/10.1016/S1359-1789(00)00022-7

Bock, J., Murmu, R.P., Ferdman, N., Leshem, M. & Braun, K. (2008). Refinement of dendritic and synaptic networks in the rodent anterior cingulate and orbitofrontal cortex: Critical impact of early and late social experience. *Developmental Neurobiology, 68,* 685–695. https://doi.org/10.1002/dneu.20 622

Bock, J., Rether, K., Groger, N., Xie, L. & Braun, K. (2014). Perinatal programming of emotional brain circuits: an integrative view from systems to molecules. *Frontiers in Neuroscience, 8,* 11. https://doi.org/10.3389/fnins.2014.00011

Bolten, M., Möhler, E. & von Gontard, A. (2013). *Psychische Störungen im Säuglings-und Kleinkindalter: exzessives Schreien, Schlaf-und Fütterstörungen* (Leitfaden Kinder- und Jugendpsychotherapie). Göttingen: Hogrefe.

Boris, N.W., Zeanah, C.H., Larrieu, J.A., Scheeringa, M.S. & Heller, S.S. (1998). Attachment disorders in infancy and early childhood: a preliminary investigation of diagnostic criteria. *American Journal of Psychiatry, 155* (2), 295–297.

Brewin, C.R., Rose, S., Andrews, B., Green, J., Tata, P., McEvedy, C.H.R.I.S. et al. (2002). Brief screening instrument for post-traumatic stress disorder. *British Journal of Psychiatry, 181* (2), 158–162. https://doi.org/10.1192/bjp.181.2.158

Brown, J., Cohen, P., Johnson, J. & Salzinger, S. (1998). A longitudinal analysis of risk factors for child maltreatment: Findings of a 17-year prospective study of officially recorded and self-reported child abuse and neglect. *Child Abuse and Neglect, 22,* 1065–1078. https://doi.org/10.1016/S0145-2134(98)00087-8

Bundeskriminalamt. (2018). *Polizeiliche Kriminalstatistik Bundesrepublik Deutschland 2017.* Wiesbaden: Bundeskriminalamt.

Bundesregierung. (2015). *Bericht der Bundesregierung – Evaluation des Bundeskinderschutzgesetzes.* Verfügbar unter: www.bmfsfj.de/blob/90038/41dc98503cef74cdb5ac8aea055f3119/bericht-evaluation-bundeskinderschutzgesetz-data.pdf

Butchart, A., Harvey, H.P., Mian, M. & Fürniss, T. (2006). *Preventing child maltreatment: A guide to taking action and generating evidence.* Geneva: World Health Organization and the International Society for Prevention of Child Abuse and Neglect.

Clément, M.-È., Bérubé, A. & Chamberland, C. (2016). Prevalence and risk factors of child neglect in the general population. *Public Health, 138,* 86–92. https://doi.org/10.1016/j.puhe.2016.03.018

Cohen, J.A., Berliner, L. & Mannarino, A. (2010). Trauma focused CBT for children with co-occurring trauma and behavior problems. *Child abuse & neglect, 34* (4), 215–224.

Cohen, J.A., Mannarino, A.P. & Deblinger, E. (2009a). *Treating trauma and traumatic grief in children and adolescents.* New York: Guilford Press.

Cohen, J.A., Mannarino, A.P. & Deblinger, E. (2009b). *Traumafokussierte kognitive Verhaltenstherapie bei Kindern und Jugendlichen.* Heidelberg: Springer. https://doi.org/10.1007/978-3-540-88571-9

Crittenden, P.M. (2005). Der CARE-Index als Hilfsmittel für Früherkennung, Intervention und Forschung (Bindungsorientierte Ansätze in der Praxis der Frühförderung). *Frühförderung interdisziplinär, 3,* 99–106.

Cuijpers, P., van Veen, S.C., Sijbrandij, M., Yoder, W. & Cristea, I.A. (2018). *Eye movement desensitization and reprocessing for mental health problems: A systematic review and meta-analysis.* Retrieved from https://ssrn.com/abstract=3244037

De Bellis, M.D. (2001). Developmental traumatology: The psychobiological development of maltreated children and its implications for research, treatment, and policy. *Development and Psychopathology, 13,* 539–564. https://doi.org/10.1017/S0954579401003078

Delmo, C., Weiffenbach, O., Gabriel, M., Stadler, C. & Poustka, F. (2001). *Diagnostisches Interview Kiddie-Sads-Present and Lifetime Version (K-SADS-PL).* (5. Auflage der deutschen Forschungsversion, erweitert um ICD-10-Diagnostik. [5th edition of the German research version with the addition of ICD-10-diagnosis]). Frankfurt: Klinik für Psychiatrie und Psychotherapie des Kindes-und Jugendalters.

Deutsche Gesellschaft für Kinderschutz in der Medizin. (2016). *Empfehlungen für Kinderschutz an Kliniken.* Verfügbar unter: http://www.kindesmisshandlung.de/mediapool/32/328527/data/DGKiM-DAKJ_KSG-Leitfaden_1.61-23.12.2016.pdf

De Young, A.C. & Landolt, M.A. (2018). PTSD in children below the age of 6 years. *Current Psychiatry Reports, 20,* 97.

Dixon, L. & Browne, K. (2009). Patterns of risk and protective factors in the intergenerational cycle of maltreatment. *Journal of Family Violence, 24,* 111–122. https://doi.org/10.1007/s10896-008-9215-2

Domhardt, M., Münzer, A., Fegert, J.M. & Goldbeck, L. (2015). Resilience in survivors of child sexual abuse: A systematic review of the literature. *Trauma, Violence, & Abuse, 16,* 476–493. https://doi.org/10.1177/1524838014557288

Döpfner, M. & Görtz-Dorten, A. (2017). *DISYPS-III. Diagnostik-System für psychische Störungen nach ICD-10 und DSM-5 für Kinder und Jugendliche – III.* Bern: Hogrefe.

Döpfner, M. & Petermann, F. (2012). *Diagnostik psychischer Störungen im Kindes- und Jugendalter* (Leitfaden Kinder- und Jugendpsychotherapie). Göttingen: Hogrefe.

Döpfner, M., Plück, J., Kinnen, C. & Arbeitsgruppe Deutsche Child Behavior Checklist (2014). *Deutsche Schulalter-Formen der Child Behavior Checklist von Thomas M. Achenbach. Elternfragebogen über das Verhalten von Kindern und Jugendlichen (CBCL/6-18R), Lehrerfragebogen über das Verhalten von Kindern und Jugendlichen (TRF/6-18R), Fragebogen für Jugendliche (YSR/11-18R).* Göttingen: Hogrefe.

Dubowitz, H., Kim, J., Black, M.M., Weisbart, C., Semiatin, J. & Magder, L.S. (2011). Identifying children at high risk for a child maltreatment report. *Child Abuse and Neglect, 35,* 2, 96–104. https://doi.org/10.1016/j.chiabu.2010.09.003

DuMont, K.A., Widom, C.S. & Czaja, S.J. (2007). Predictors of resilience in abused and neglected children grown-up: the role of individual and neighborhood characteristics. *Child Abuse and Neglect, 31* (3), 255–274. https://doi.org/10.1016/j.chiabu.2005.11.015

Egger, H.L., Erkanli, A., Keeler, G., Potts, E., Walter, B.K. & Angold, A. (2006). Test-Retest Reliability of the Preschool Age Psychiatric Assessment (PAPA). *Journal of the American Academy of Child and Adolescent Psychiatry, 45* (5), 538–549.

English, D.J., Upadhyaya, M.P., Litrownik, A.J., Marshall, J.M., Runyan, D.K., Graham, J.C. & Dubowitz, H. (2005). Maltreatment's wake: The relationship of maltreatment dimensions to child outcomes. *Child Abuse & Neglect, 29* (5), 597–619.

Erickson, M.F. & Egeland, B. (2006). *Die Stärkung der Eltern-Kind-Bindung.* Stuttgart: Klett-Cotta.

Evans, G.W., Li, D. & Whipple, S.S. (2013). Cumulative risk and child development. *Psychological Bulletin, 139,* 1342–1396. https://doi.org/10.1037/a0031808

Evans, S.E., Davies, C. & DiLillo, D. (2008). Exposure to domestic violence: A meta-analysis of child and adolescent outcomes. *Aggression and violent behavior, 13* (2), 131–140. https://doi.org/10.1016/j.avb.2008.02.005

Fagiolini, M., Jensen, C.L. & Champagne, F.A. (2009). Epigenetic influences on brain development and plasticity. *Current Opinion in Neurobiology, 19,* 207–212. https://doi.org/10.1016/j.conb.2009.05.009

Fegert, J.M. (1998). Alle Wahljahre wieder ... – Die (aufgezwungene) Debatte um die geschlossene Unterbringung in der Jugendhilfe. *Jugendhilfe, 36* (4), 208–216.

Fegert, J.M., Ziegenhain, U. & Fangerau, H. (Hrsg.) (2010). *Problematische Kinderschutzverläufe – Mediale Skandalisierung, fachliche Fehleranalyse und Strategien zur Verbesserung des Kinderschutzes.* Weinheim: Beltz Juventa.

Felitti, V.J. (2009). Adverse childhood experiences and adult health. *Academic Pediatrics, 9,* 131–132. https://doi.org/10.1016/j.acap.2009.03.001

Felitti, V.J., Anda, R.F., Nordenberg, D., Williamson, D.F., Spitz, A.M., Edwards, V. et al. (1998). Relationship of childhood abuse and household dysfunction to many of the leading causes of death in adults. The Adverse Childhood Experiences (ACE) Study. *American Journal of Preventive Medicine, 14* (4), 245–258.

Felitti, V.J., Fink, P.J., Fishkin, R.E. & Anda, R.F. (2007). Ergebnisse der Adverse Childhood Experiences (ACE) – Studie zu Kindheitstrauma und Gewalt. *Trauma & Gewalt, 2,* 18–32.

Finkelhor, D. (2007). Developmental victimology: the comprehensive study of childhood victimization. In R.C. Davis, A.J. Lurigio & S. Herman (Hrsg.), *Victims of crime* (S. 9–34) (3. Aufl.). Thousand Oak: Sage Publications.

Finkelhor, D. (2008). *Childhood victimization*. New York: Oxford University Press. https://doi.org/10.1093/acprof:oso/9780195342857.001.0001

Finkelhor, D. & Jones, L.M. (2006). Why have child maltreatment and child victimization declined? *Journal of Social Issues, 62* (4), 685–716. https://doi.org/10.1111/j.1540-4560.2006.00483.x

Finkelhor, D. & Jones, L.M. (2012). *Have sexual abuse and physical abuse declined since the 1990s?* Durham, NH: Crimes against Children Research Center. https://doi.org/10.1037/e534942013-001

Finkelhor, D., Ormrod, R.K. & Turner, H.A. (2007). Poly-victimization: a neglected component in child victimization. *Child Abuse and Neglect, 31* (1), 7–26. https://doi.org/10.1016/j.chiabu.2006.06.008

Finkelhor, D., Ormrod, R.K. & Turner, H.A. (2009). Lifetime assessment of poly-victimization in a national sample of children and youth. *Child Abuse and Neglect, 33* (7), 403–411. https://doi.org/10.1016/j.chiabu.2008.09.012

Finkelhor, D., Ormrod, R., Turner, H. & Holt, M. (2009). Pathways to poly-victimization. *Child Maltreat, 14* (4), 316–329. https://doi.org/10.1177/1077559509347012

Fitzgerald, M.M. & Berliner, L. (2014). Psychosocial consequences and treatments for maltreated children. In J.E. Korbin & R.D. Krugman (Eds.), *Handbook of child maltreatment* (pp. 377–392). Dordrecht, NL: Springer.

Foa, E.B. & Cahill, S.P. (2001). Psychological therapies: emotional processing. In N.J. Smelser & P.B. Bates (Eds.), *International encyclopedia of the standard and behavioral sciences* (pp. 12363–12369). Oxford: Elsevier.

Foa, E.B., Chrestman, K.R. & Gilboa-Schechtman, E. (2009). *Prolonged exposure therapy for adolescents with PTSD. Emotional processing of traumatic experiences. Therapist guide*. New York: Oxford University Press. [Dt. Version: Foa, E.B., Chrestman, K.R. & Gilboa-Schechtman, E. (2016). Verlängerte Konfrontationstherapie für Jugendliche mit einer Posttraumatischen Belastungsstörung. Die emotionale Verarbeitung traumatischer Erfahrungen. Göttingen: Hogrefe.]

Foa, E.B., McLean, C.P., Capaldi, S. & Rosenfield, D. (2013). Prolonged exposure vs supportive counseling for sexual abuse-related PTSD in adolescent girls: A randomized clinical trial. *Journal of the American Medical Association, 310* (24), 2650–2657. https://doi.org/10.1001/jama.2013.282829

Forston, B.L., Klevens, J., Merrick, M.T., Gilbert, L.K. & Alexander, S.P. (2016). *Preventing child abuse and neglect: A technical package for policy, norm, and programmatic activities*. Atlanta, GA: National Centre for Injury Prevention and Control, Centers for Disease Control and Prevention. https://doi.org/10.15620/cdc.38864

Freisthler, B., Merritt, D.H. & LaScala, E.A. (2006). Understanding the ecology of child maltreatment: A review of the literature and directions for future research. *Child Maltreatment, 11* (3), 263–280. https://doi.org/10.1177/1077559506289524

Gapp, K., Jawaid, A., Sarkies, P., Bohacek, J., Pelczar, P., Prados, J. et al. (2014). Implication of sperm RNAs in transgenerational inheritance of the effects of early trauma in mice. *Nature Neuroscience, 17,* 667–669. https://doi.org/10.1038/nn.3695

Gloger-Tippelt, G., Ziegenhain, U., Künster, A.K. & Izat, Y. (2014). Entwicklungspsychologische Beziehungstherapie (EBT) 4–10 – Ein bindungsorientiertes psychotherapeutisches Modul zur Förderung der Beziehung zwischen Eltern und ihren Kindern im Vor- und Grundschulalter. *Psychotherapie Forum, 19* (2), 50–59.

Goldbeck, L. (2018). Missbrauch, Misshandlung und Vernachlässigung. In S. Schneider & J. Margraf (Hrsg.): *Lehrbuch der Verhaltenstherapie*. Band 3 (2. Auflage). Berlin: Springer Verlag.

Goldbeck, L., Allroggen, M., Münzer, A., Rassenhofer, M. & Fegert, J.M. (2017). *Sexueller Missbrauch* (Leitfaden Kinder- und Jugendpsychotherapie). Göttingen: Hogrefe.

Goldbeck, L., Muche, R., Sachser, C., Tutus, D. & Rosner, R. (2016). Effectiveness of trauma-focused cognitive behavioral therapy for children and adolescents: A randomized controlled trial in eight German mental health clinics. *Psychotherapy and Psychosomatics, 85* (3), 159–170. https://doi.org/10.1159/000442824

Goldstein, J., Freud, A. & Solnit, A.J. (1982). *Diesseits des Kindeswohls*. Frankfurt a.M.: Suhrkamp.

Goodman, R. (1997). The Strengths and Difficulties Questionnaire: A Research Note. *Journal of Child Psychology and Psychiatry, 38,* 581–586. https://doi.org/10.1111/j.1469-7610.1997.tb01545.x

Görtz-Dorten, A. & Döpfner, M. (2018). *Interviewleitfäden zum Diagnostik-System für psychische Störungen nach ICD-10 und DSM-5 für Kinder-und Jugendliche (DISYPS-III-ILF).* Göttingen: Hogrefe.

Hardt, J. & Rutter, M. (2004). Validity of adult retrospective reports of adverse childhood experiences: review of the evidence. *Journal of Child Psychology and Psychiatry, 45* (2), 260–273. https://doi.org/10.1111/j.1469-7610.2004.00218.x

Häuser, W., Schmutzer, G., Brähler, E. & Glaesmer, H. (2011). Misshandlungen in Kindheit und Jugend: Ergebnisse einer Umfrage in einer repräsentativen Stichprobe in der deutschen Bevölkerung. *Deutsches Ärzteblatt International, 108* (17), 287–294. https://doi.org/10.3238/arztebl.2011.0287

Heim, C., Shugart, M., Craighead, W.E. & Nemeroff, C.B. (2010). Neurobiological and psychiatric consequences of child abuse and neglect. *Developmental Psychobiology, 52,* 671–690. https://doi.org/10.1002/dev.20494

Hensel, T. (Hrsg.). (2006). *EMDR mit Kindern und Jugendlichen: ein Handbuch.* Göttingen: Hogrefe.

Herrenkohl, R.C. (2005). The definition of child maltreatment: from case study to construct. *Child Abuse and Neglect, 29* (5), 413–424. https://doi.org/10.1016/j.chiabu.2005.04.002

Herrenkohl, T.I. & Herrenkohl, R.C. (2007). Examining the overlap and prediction of multiple forms of child maltreatment, stressors, and socioeconomic status: A longitudinal analysis of youth outcomes. *Journal of Family Violence, 22,* 553–562. https://doi.org/10.1007/s10896-007-9107-x

Herrenkohl, T.I., Sousa, C., Tajima, E.A., Herrenkohl, R.C. & Moylan, C.A. (2008). Intersection of child abuse and children's exposure to domestic violence. *Trauma, Violence, & Abuse, 9* (2), 84–99. https://doi.org/10.1177/1524838008314797

Herrmann, B., Novak, W., Pärtan, G. & Sperhake, J. (2008). Nichtakzidentelle Kopfverletzungen und Schütteltrauma-Syndrom. *Monatsschrift Kinderheilkunde, 156* (7), 644–653.

Holt, S., Buckley, H. & Whelan, S. (2008). The impact of exposure to domestic violence on children and young people: A review of the literature. *Child Abuse and Neglect, 32* (8), 797–810. https://doi.org/10.1016/j.chiabu.2008.02.004

Johnson, W., Clancy, T. & Bastian, P. (2015). Child abuse/neglect risk assessment under field practice conditions: Tests of external and temporal validity and comparison with heart disease prediction. *Children and Youth Services Review, 56,* 76–85. https://doi.org/10.1016/j.childyouth.2015.06.013

Jonson-Reid, M., Drake, B., Chung, S. &Way, I. (2003). Cross-type recidivism among child maltreatment victims and perpetrators. *Child Abuse and Neglect, 27* (8), 899–917. https://doi.org/10.1016/S0145-2134(03)00138-8

Jonson-Reid, M., Drake, B., Kim, J., Porterfield, S. & Han, L. (2004). A prospective analysis of the relationship between reported child maltreatment and special education eligibility among poor children. *Child Maltreatment, 9,* 382–394. https://doi.org/10.1177/1077559504269192

Jud, A. (2011). Misshandlung, Vernachlässigung, sexueller Missbrauch. In Online-Kurs *Frühe Hilfen und frühe Interventionen im Kinderschutz.* Verfügbar unter: https://fruehehilfen-bw.de/. Universitätsklinikum Ulm. [Der Zugang direkt zum Text ist nur für Teilnehmende des Online-Kurses möglich.]

Jud, A., Fluke, J., Alink, L.R., Allan, K., Fallon, B., Kindler, H. et al. (2013). On the nature and scope of reported child maltreatment in high-income countries: opportunities for improving the evidence base. *Paediatrics and International Child Health, 33* (4), 207–215. https://doi.org/10.1179/2046905513Y.0000000092

Jud, A., Rassenhofer, M., Witt, A., Münzer, A. & Fegert, J.M. (2016). *Häufigkeitsangaben zum sexuellen Missbrauch – Internationale Einordnung, Bewertung der Kenntnislage in Deutschland, Beschreibung des Entwicklungsbedarfes. Expertise für den Unabhängigen Beauftragten für Fragen des sexuellen Kindesmissbrauchs.* Verfügbar unter: https://beauftragter-missbrauch.de/presse-service/pressemitteilungen/detail/news/test/

Kenardy, J.A., Spence, S.H. & Macleod, A.C. (2006). Screening for Posttraumatic Stress Disorder in Children After Accidental Injury. *Pediatrics, 118* (3), 1002–1009.

Kindler, H. (2002). *Partnerschaftsgewalt und Kindeswohl. Eine meta-analytisch orientierte Zusammenschau und Diskussion der Effekte von Partnerschaftsgewalt auf die Entwicklung von Kindern: Folgerungen für die Praxis.* München: Deutsches Jugendinstitut.

Kindler, H. (2006). Wie können Misshandlungs- und Vernachlässigungsrisiken eingeschätzt werden? In H. Kindler, S. Lillig, H. Blüml, T. Meysen & A. Werner (Hrsg.), *Handbuch Kindeswohlgefährdung nach §1666 BGB und Allgemeiner Sozialer Dienst (ASD)* (S. 440–452). München: DJI. Online verfügbar unter: https://www.dresden.de/media/pdf/jugend/jugend-kinderschutz/asd_handbuch_gesamt.pdf

Kindler, H. (2009). Wie könnte ein Risikoinventar für Frühe Hilfen aussehen? In T. Meysen, L. Schönecker & H. Kindler (Hrsg.), *Frühe Hilfen im Kinderschutz* (S. 171–243). Weinheim: Juventa.

Kindler, H. (2017). Risiko- und Schutzfaktoren. In Online-Kurs *Kinderschutz in der Medizin – Ein Grundkurs für alle Gesundheitsberufe.* Verfügbar unter: https://grundkurs.elearning-kinderschutz.de. Universitätsklinikum Ulm. [Der Zugang direkt zum Text ist nur für Teilnehmende des Online-Kurses möglich.]

Kindler, H., Lillig, S., Blüml, H., Meysen, T. & Werner, A. (Hrsg.). (2006). *Handbuch Kindeswohlgefährdung nach §1666 BGB und Allgemeiner Sozialer Dienst (ASD).* München: Deutsches Jugendinstitut.

Kindler, H., Lukasczyk, P. & Reich, W. (2008). Validierung und Evaluation eines Diagnoseinstrumentes zur Gefährdungseinschätzung bei Verdacht auf Kindeswohlgefährdung (Kinderschutzbogen). *Zeitschrift für Kindschaftsrecht und Jugendhilfe, 94,* 500–505.

Kliemann, A. (2018a). Schweige- und Meldepflicht für Berufsgeheimnisträger bei Kindeswohlgefährdung. In J. Fegert, M. Kölch, E. König, D. Harsch, S. Witte & U. Hoffmann (Hrsg.), *Schutz vor sexueller Gewalt und Übergriffen in Institutionen – Für die Leitungspraxis im Gesundheitswesen, Jugendhilfe und Schule* (S. 269–278). Berlin: Springer. https://doi.org/10.1007/978-3-662-57360-0_24

Kliemann, A. (2018b). Kinderschutz in Institutionen aus rechtlicher Perspektive. In J. Fegert, M. Kölch, E. König, D. Harsch, S. Witte & U. Hoffmann (Hrsg.), *Schutz vor sexueller Gewalt und Übergriffen in Institutionen – Für die Leitungspraxis im Gesundheitswesen, Jugendhilfe und Schule* (S. 27–48). Berlin: Springer. https://doi.org/10.1007/978-3-662-57360-0_4

Kraemer, H.C., Kazdin, A.E., Offord, D.R., Kessler, R.C., Jensen, P.S. & Kupfer, D.J. (1997). Coming to terms with the terms of risk. *Archives of General Psychiatry, 54,* 337–343. https://doi.org/10.1001/archpsyc.1997.01830160065009

Kreß, S., Cierpka, M., Möhler, E. & Resch, F. (2012). Mütterliche Affektabstimmung von Müttern mit Missbrauchserfahrungen in der Mütter-Kind-Interaktion. *Praxis der Kinderpsychologie und Kinderpsychiatrie, 61,* 271–285. https://doi.org/10.13109/prkk.2012.61.4.271

Krüger, P. & Jud, A. (2015). Overview of previous agency surveys and national administrative data sets. In A. Jud, L.M. Jones & C. Mikton (Eds.), *Toolkit on mapping legal, health and social services responses to child maltreatment* (pp. 4–9). Geneva, CH: World Health Organization.

Lansford, J.E., Deater-Deckard, K., Dodge, K.A., Bates, J.E. & Pettit, G.S. (2004). Ethnic differences in the link between physical discipline and later adolescent externalizing behaviors. *Journal of Child Psychology and Psychiatry, 45* (4), 801–812.

Lansford, J.E., Malone, P.S., Dodge, K.A., Crozeri, J.C., Pettit, G.S. & Bates, J.E. (2006). A 12-year prospective study of patterns of social information processing problems and externalizing behaviors. *Journal of Abnormal Child Psychology, 34* (5), 709–718. https://doi.org/10.1007/s10802-006-9057-4

Leeb, R.T., Paulozzi, L., Melanson, C., Simon, T. & Arias, I. (2008). *Child maltreatment surveillance: Uniform definitions for public health and recommended data elements, version 1.0.* Atlanta, GA: Centers for Disease Control and Prevention, National Center for Injury Prevention and Control. https://doi.org/10.1037/e587022010-001

Lenz, A.S. & Hollenbaugh, K.M. (2015). Meta-Analysis of Trauma-Focused Cognitive Behavioral Therapy for Treating PTSD and Co-occurring Depression Among Children and Adolescents. *Counseling Outcome Research and Evaluation, 6* (1), 18–32.

Lereya, S.T., Copeland, W.E., Costello, E.J. & Wolke, D. (2015). Adult mental health consequences of peer bullying and maltreatment in childhood: two cohorts in two countries. *Lancet Psychiatry, 2* (6), 524–531. http://dx.doi.org/10.1016/S2215-0366(15)00165-0.

Leslie, L.K., Landsverk, J., Ezzet-Lofstrom, R., Tschann, J.M., Slymen, D.J. & Garland, A.F. (2000). Children in foster care: factors influencing outpatient mental health service use. *Child Abuse and Neglect, 24* (4), 465–476. https://doi.org/10.1016/S0145-2134(00)00116-2

Li, F., Godinet, M.T. & Arnsberger, P. (2011). Protective factors among families with children at risk of maltreatment: Follow up to early school years. *Children and Youth Services Review, 33,* 139–148. https://doi.org/10.1016/j.childyouth.2010.08.026

Lind, K., Toure, H., Brugel, D., Meyer, P., Laurent-Vannier, A. & Chevignard, M. (2016). Extended follow-up of neurological, cognitive, behavioral and academic outcomes after severe abusive head trauma. *Child Abuse & Neglect, 51,* 358–367.

Madigan, S., Bakermans-Kranenburg, M.J., van IJzendoorn, M.H., Moran, G., Pederson, D.R. & Benoit, D. (2006). Unresolved state of mind, anomalous parental behavior, and disorganized attachment: A review and meta-analysis of a transmission gap. *Attachment and Human Development, 8,* 89–111. https://doi.org/10.1080/14616730600774458

Maguire-Jack, K. & Negash, T. (2016). Parenting stress and child maltreatment: The buffering effect of neighborhood social service availability and accessibility. *Children and Youth Services Review, 60,* 27–33. https://doi.org/10.1016/j.childyouth.2015.11.016

Masten, A.S. & Reed, M.J. (2002). Resilience in development. In C.R. Snyder & S.J. Lopez (Eds.), *Handbook of positive psychology* (pp. 74–88). New York: Oxford University Press.

Mata, J., Dieckmann, A. & Gigerenzer, G. (2005). Verständliche Risikokommunikation, leicht gemacht – Oder: Wie man verwirrende Wahrscheinlichkeitsangaben vermeidet. *Zeitschrift für Allgemeinmedizin, 81,* 537–541. https://doi.org/10.1055/s-2005-918154

Matulis, M., Resick, P., Rosner, R. & Steil, R. (2014). Developmentally adapted cognitive processing therapy – A pilot study. *Clinical Child and Family Psychology Review, 17* (2), 173–190. https://doi.org/10.1007/s10567-013-0156-9

Maxfield, M.G. & Widom, C.S. (1996). The cycle of violence: Revisited six years later. *Archives of Pediatrics and Adolescent Medicine, 150,* 390–395. https://doi.org/10.1001/archpedi.1996.02170290056009

McGloin, J.M. & Widom, C.S. (2001). Resilience among abused and neglected children grown up. *Development & Psychopathology, 13,* 1021–1038. https://doi.org/10.1017/S095457940100414X

McKenzie, K., Scott, D.A., Waller, G.S. & Campbell, M. (2011). Reliability of routinely collected hospital data for child maltreatment surveillance. *BMC Public Health, 11,* 8. https://doi.org/10.1186/1471-2458-11-8

Möhler, E., Resch, F., Cierpka, A. & Cierpka, M. (2001). The early appearance and intergenerational transmission of maternal traumatic experiences in the context of mother-infant interaction. *Journal of Child Psychotherapy, 27,* 257–271. https://doi.org/10.1080/00754170127346

Monnat, S.M. & Chandler, R.F. (2015). Long term physical health consequences of adverse childhood experiences. *Sociological Quarterly, 56* (4), 723–752. https://doi.org/10.1111/tsq.12107

Mulder, T.M., Kuiper, K.C., Van der Put, C.E., Stams, G.J. & Assink, M. (2018). Risk factors for child neglect: A meta-analytic review. *Child Abuse and Neglect, 77C,* 198–210. https://doi.org/10.1016/j.chiabu.2018.01.006

Nader, K., Kriegler, J.A., Blake, D.D., Pynoos, R.S., Newman, E. & Weathers, F.W. (1996). *Clinician-Administered PTSD Scale. Child and Adolescent Version.* White River Junction, VT: National Center for PTSD.

Nationales Zentrum Frühe Hilfen (NZFH). (Hrsg.) (2016). *Leitbild Frühe Hilfen. Beitrag des NZFH-Beirats* (2. Auflage). Köln.

Norman, R.E., Byambaa, M., De, R., Butchart, A., Scott, J. & Vos, T. (2012). The long-term health consequences of child physical abuse, emotional abuse, and neglect: a systematic review and meta-analysis. *PLoS Medicine, 9,* e1001349. https://doi.org/10.1371/journal.pmed.1001349

Oosterman, M. & Schuengel, C. (2008). Attachment in foster children associated with caregivers' sensitivity and behavioral problems. *Infant mental Health Journal, 29* (6), 609–623.

Osofsky, J.D. & Thompson, M.D. (2000). Adaptive and maladaptive parenting: Perspectives on risk and protective factors. In J.P. Shonkoff & S.J. Meisels (Eds.), *Handbook of early childhood intervention* (2nd ed., pp. 54–75). Cambridge: Cambridge University Press. https://doi.org/10.1017/CBO9780511529320.005

Oswald, S.H., Ernst, C. & Goldbeck, L. (2011). *Interdisziplinäre Versorgung von Pflegekindern an der Schnittstelle von Jugendhilfe und Gesundheitssystem.* Ulm: Klinik für Kinder- und Jugendpsychiatrie/-psychotherapie, Universitätsklinikum Ulm. Verfügbar unter: https://www.uniklinik-ulm.de/fileadmin/default/Presse/Praxismanual_Stand_Juni2011.pdf

Palusci, V.J. (2011). Risk factors and services for child maltreatment among infants and young children. *Children and Youth Services Review, 33,* 1374–1382. https://doi.org/10.1016/j.childyouth.2011.04.025

Pechtel, P. & Pizzagalli, D.A. (2011). Effects of early life stress on cognitive and affective function: An integrated review of human literature. *Psychopharmacology, 214,* 55–70. https://doi.org/10.1007/s00213-010-2009-2

Perrin, S., Meiser-Stedman, R. & Smith, P. (2005). The Children's Revised Impact of Event Scale (CRIES): Validity as a screening instrument for PTSD. *Behavioural and Cognitive Psychotherapy, 33* (04), 487–498. https://doi.org/10.1017/S1352465805002419

Petermann, F., Döpfner, M. & Görtz-Dorten, A. (2016). *Aggressiv-oppositionelles Verhalten im Kindesalter* (3., überarbeitete Auflage). Göttingen: Hogrefe Verlag.

Pfeiffer, E., de Haan, A. & Sachser, C. (2019). Klassifikation und Diagnostik der Posttraumatischen Belastungsstörung im Kindes- und Jugendalter. *Trauma & Gewalt, 13,* 40–51. https://doi.org/10.21706/tg-13-1-40

Pillhofer, M., Spangler, G., Bovenschen, I., Künster, A.K., Gabler, S., Fallon, B. et al. (2015). Pilot study of a program delivered within the regular service system in Germany: Effect of a short-term attachment-based intervention on maternal sensitivity in mothers at risk for child abuse and neglect. *Child Abuse and Neglect, 42,* 163–173. https://doi.org/10.1016/j.chiabu.2014.07.007

Pinhero, P.S. (2006). *World report on violence against children.* Verfügbar unter: http://cpaor.net/sites/default/files/cp/Pinheiro-2006-World-Report-on-Violence-Against-Children.pdf

Plener, P.L., Rodens, K.P. & Fegert, J.M. (2016). *„Ein Klaps auf den Hintern hat noch niemandem geschadet": Einstellungen zu Körperstrafen und Erziehung in der deutschen Allgemeinbevölkerung* (BVKJ Schwerpunktbroschüre Kinder- und Jugendschutz, S. 20–25). Verfügbar unter: https://www.google.com/url?sa=t&rct=j&q=&esrc=s&source=web&cd=1&ved=2ahUKEwiI-JLgns3jAhXK_aQKHUkaB_gQFjAAegQIAhAC&url=https%3A%2F%2Fwww.stiftung-kind-und-jugend.de%2Ffileadmin%2Fpdf%2FBVKJ_Kinderschutz_0616_Beitrag_Umfrage_2.pdf&usg=AOvVaw3shtwx88JsbSMQIQBCsdGT

Pollak, S. & Fegert, J.M. (2017). Rolle der Heilberufe bei Gericht. Online-Kurs *Kinderschutz in der Medizin – ein Grundkurs für alle Gesundheitsberufe.* Verfügbar unter: https://grundkurs.elearning-kinderschutz.de/. Universitätsklinikum Ulm. [Der Zugang direkt zum Text ist nur für Teilnehmende des Online-Kurses möglich.]

Pollak, S.D. & Kistler, D.J. (2002). Early experience is associated with the development of categorical representations for facial expressions of emotion. *Proceedings of the National Academy of Sciences, 99,* 9072–9076. https://doi.org/10.1073/pnas.142165999

Putnam-Hornstein, E. & Needell, B. (2011). Predictors of child protective service contact between birth and age five: An examination of California's 2002 birth cohort. *Children and Youth Services Review, 33,* 1337-1344. https://doi.org/10.1016/j.childyouth.2011.04.006

Pynoos, R.S., Weathers, F.W., Steinberg, A.M., Marx, B.P., Layne, C.M., Kaloupek, D.G. et al. (2015). *Clinician-Administered PTSD Scale for DSM-5 – Child/Adolescent Version.* Retrieved from www.ptsd.va.gov

Rassenhofer, M., Hoffmann, U., Hermeling, L., Berthold, O., Fegert, J.M. & Ziegenhain, U. (in Vorb.). *Ratgeber Misshandlung und Vernachlässigung. Informationen für Eltern, Lehrer und Erzieher.* Göttingen: Hogrefe.

Rehberg, W., Fürstenau, U. & Rhiner, B. (2011). Multisystemische Therapie (MST) für Jugendliche mit schweren Störungen des Sozialverhaltens. Ökonomische Evaluation der Implementierung im deutschsprachigen Raum. *Zeitschrift für Kinder- und Jugendpsychiatrie und Psychotherapie, 39* (1), 41–45. https://doi.org/10.1024/1422-4917/a000082

Resick, P.A., Galovski, T.E., Uhlmansiek, M.O.B., Scher, C.D., Clum, G.A. & Young-Xu, Y. (2008). A randomized clinical trial to dismantle components of cognitive processing therapy for posttraumatic stress disorder in female victims of interpersonal violence. *Journal of Consulting and Clinical Psychology, 76* (2), 243. https://doi.org/10.1037/0022-006X.76.2.243

Reupert, A., Maybery, D., Nicholson, J., Göpfert, M. & Seeman, M.V. (Eds.). (2015). *Parental psychiatric disorder: Distressed parents and their families.* Cambridge: Cambridge University Press. https://doi.org/10.1017/CBO9781107707559

Rhiner, B., Graf, T., Dammann, G. & Fürstenau, U. (2011). Multisystemische Therapie (MST) für Jugendliche mit schweren Störungen des Sozialverhaltens. *Zeitschrift für Kinder- und Jugendpsychiatrie und Psychotherapie, 39* (1), 33–39. http://dx.doi.org/10.1024/1422-4917/a000081 https://doi.org/10.1024/1422-4917/a000081

Righthand, S., Kerr, B. & Drach, K. (2003). *Child maltreatment risk assessments: An evaluation guide.* New York: Routledge.

Rogosch, F.A. & Cicchetti, D. (1994). Illustrating the interface of family and peer relations through the study of child maltreatment. *Social Development, 3,* 291–308. https://doi.org/10.1111/j.1467-9507.1994.tb00046.x

Rücker, S., Büttner, P., Böge, I., Koglin, U., Fegert, J.M. & Petermann, F. (2015). Belastungen bei Kindern und Jugendlichen in der Inobhutnahme. *Nervenheilkunde, 1,* 43–48.

Schauer, M., Neuner, F. & Elbert, T. (2011). *Narrative exposure therapy. A short-term treatment for traumtic stress disorders* (2nd revised and expanded ed.). Göttingen: Hogrefe Publishing.

Schauer, M., Neuner, F. & Elbert, T. (2017). Narrative Exposure Therapy for Children and Adolescents. In M.A. Landolt, M. Cloitre & U. Schnyder (Eds.), *Evidence-based treatments for trauma related disorders in children and adolescents* (pp. 227–250). Cham (CH): Springer. https://doi.org/10.1007/978-3-319-46138-0_11

Schneider, S., Pflug, V., In-Albon, T. & Margraf, J. (2017). *Kinder-DIPS Open Access: Diagnostisches Interview bei psychischen Störungen im Kindes- und Jugendalter.* Bochum: Forschungs- und Behandlungszentrum für psychische Gesundheit, Ruhr-Universität Bochum. https://doi.org/10.13154/rub.101.90

Schnitzer, P.G. & Ewigman, B.G. (2005). Child deaths resulting from inflicted injuries: household risk factors and perpetrator characteristics. *Pediatrics, 116* (5), e687–693. https://doi.org/10.1542/peds.2005-0296

Sethi, D., Bellis, M., Hughes, K., Gilbert, R., Mitis, F. & Galea, G. (2013). *European report on preventing child maltreatment.* Copenhagen, DK: WHO Regional Office for Europe.

Sethi, D., Yon, Y., Parekh, N., Anderson, T., Huber, J., Rakovac, I. & Meinck, F. (2018). *European status report on preventing child maltreatment.* Copenhagen, DK: World Health Organisation. Retrieved from http://www.euro.who.int/__data/assets/pdf_file/0017/381140/wh12-ecm-rep-eng.pdf?ua=1

Sharma-Patel, K. & Brown, E.J. (2016). Emotion regulation and self blame as mediators and moderators of trauma-specific treatment. *Psychology of Violence, 6* (3), 400–409.

Shook Slack, K., Berger, L.M., DuMont, K., Yang, M-Y., Kim, B., Ehrhard-Dietzel, S. & Holl, J.L. (2011). Risk and protective factors for child neglect during early childhood: A cross-study comparison. *Children and Youth Services Review, 33,* 1354–1363. https://doi.org/10.1016/j.childyouth.2011.04.024

Smyke, A.T., Dumitrescu, A. & Zeanah, C.H. (2002). Attachment disturbances in young children. I: The continuum of caretaking casualty. *Journal of the American Academy of Child and Adolescent Psychiatry, 41* (8), 972–982.

Starling, S.P., Holden, J.R. & Jenny, C. (1995). Abusive head trauma: the relationship of perpetrators to their victims. *Pediatrics, 95* (2), 259–262.

Starling, S.P., Patel, S., Burke, B.L., Sirotnak, A.P., Stronks, S. & Rosquist, P. (2004). Analysis of perpetrator admissions to inflicted traumatic brain injury in children. *Archives of Pediatrics and Adolescent Medicine, 158* (5), 454–458. https://doi.org/10.1001/archpedi.158.5.454

Statistisches Bundesamt (2018). *Statistiken der Kinder- und Jugendhilfe – Gefährdungseinschätzungen nach § 8a Absatz 1 SGB VIII,* 2017. Wiesbaden: Statistisches Bundesamt. Verfügbar unter: https://www.destatis.de/DE/Themen/Gesellschaft-Umwelt/Soziales/Kinderhilfe-Jugendhilfe/Publikationen/Downloads-Kinder-und-Jugendhilfe/gefaehrdungseinschaetzungen-5225123177004.pdf?__blob=publicationFile&v=4

Steil, R. & Füchsel, G. (2006). *IBS-KJ. Interviews zu Belastungsstörungen bei Kindern und Jugendlichen. Diagnostik der Akuten und der Posttraumatischen Belastungsstörung.* Göttingen: Hogrefe.

Steil, R. & Rosner, R. (2009). *Posttraumatische Belastungsstörung* (Leitfaden Kinder- und Jugendpsychotherapie, Bd. 12). Göttingen: Hogrefe.

Sternberg, K. J., Lamb, M. E., Guterman, E. & Abbott, C. B. (2006). Effects of early and later family violence on children's behavior problems and depression: A longitudinal, multi-informant perspective. *Child Abuse and Neglect, 30,* 283–306. https://doi.org/10.1016/j.chiabu.2005.10.008

Stith, S., Liu, T., Davies, C., Boykin, E., Alder, M., Harris, J. M. et al. (2009). Risk factors in child maltreatment: A meta-analytic review of the literature. *Aggression and Violent Behavior, 14* (1), 13–29. https://doi.org/10.1016/j.avb.2006.03.006

Stoltenborgh, M., Bakermans-Kranenburg, M. J., Alink, L. R. & van Ijzendoorn, M. H. (2012). The universality of childhood emotional abuse: A meta-analysis of worldwide prevalence. *Journal of Aggression, Maltreatment & Trauma, 21* (8), 870–890. https://doi.org/10.1080/10926771.2012.708014

Stoltenborgh, M., Bakermans-Kranenburg, M. J., Alink, L. R. & van Ijzendoorn, M. H. (2015). The prevalence of child maltreatment across the globe: Review of a series of meta-analyses. *Child Abuse Review, 24* (1), 37–50. https://doi.org/10.1002/car.2353

Stoltenborgh, M., Bakermans-Kranenburg, M. J., van Ijzendoorn, M. H. & Alink, L. R. (2013a). Cultural-geographical differences in the occurrence of child physical abuse? A meta-analysis of global prevalence. *International Journal of Psychology, 48* (2), 81–94. https://doi.org/10.1080/00207594.2012.697165

Stoltenborgh, M., Bakermans-Kranenburg, M. J. & van IJzendoorn, M. H. (2013b). The neglect of child neglect: a meta-analytic review of the prevalence of neglect. *Social Psychiatry and Psychiatric Epidemiology, 48* (3), 345–355. https://doi.org/10.1007/s00127-012-0549-y

Stoltenborgh, M., van IJzendoorn, M. H., Euser, E. M. & Bakermans-Kranenburg, M. J. (2011). A global perspective on child sexual abuse: meta-analysis of prevalence around the world. *Child Maltreatment, 16* (2), 79–101. https://doi.org/10.1177/1077559511403920

Stouthamer-Loeber, M., Loeber, R., Homish, D. L. & Wie, E. (2001). Maltreatment of boys and the development of disruptive and delinquent behavior. *Development and Psychopathology, 13,* 941–955.

Suess, G. J., Bohlen, U., Carlson, E. A., Spangler, G. & Frumentia Maier, M. (2016). Effectiveness of attachment based STEEP™ intervention in a German high-risk sample. *Attachment & Human Development, 18* (5), 443–460.

Swenson, C. C., Schaeffer, C. M., Henggeler, S. W., Faldowski, R. & Mayhew, A. (2010). Multisystemic therapy for child abuse and neglect: A randomized effectiveness trial. *Journal of Family Psychology, 24,* 497 - 507. https://doi.org/10.1037/a0020324

Tagay, S., Düllmann, S., Hermans, E., Repic, N., Hiller, R. & Senf, W. (2011). Das Essener Trauma-Inventar für Kinder und Jugendliche (ETI-KJ). *Zeitschrift für Kinder- und Jugendpsychiatrie und Psychotherapie, 61,* 319 -327. https://doi.org/10.1024/1422-4917/a000126

Teicher, M. H. & Samson, J. A. (2013). Childhood maltreatment and psychopathology: A case for ecophenotypic variants as clinically and neurobiologically distinct subtypes. *American Journal of Psychiatry, 170,* 1114–1133. https://doi.org/10.1176/appi.ajp.2013.12070957

Thyen, U., Meysen, T. & Dössies, A. (2010). Kinderschutz im Spannungsfeld ärztlichen Handelns. In G. J. Suess & W. Hammer, (Hrsg.), *Kinderschutz. Risiko erkennen, Spannungsverhältnisse gestalten.* Stuttgart: Klett-Cotta.

Trocmé, N. (2008). Epidemiology of child maltreatment. In D. Lindsey & A. Shlonsky (Eds.), *Child welfare research: Advances for practice and policy* (pp. 15–24). New York: Oxford University Press.

Trocmé, N. M., Tourigny, M., MacLaurin, B. & Fallon, B. (2003). Major findings from the Canadian incidence study of reported child abuse and neglect. *Child Abuse & Neglect, 27* (12), 1427–1439.

Tyrka, A. R., Burgers, D. E., Philip, N. S., Price, L. H. & Carpenter, L. L. (2013). The neurobiological correlates of childhood adversity and implications for treatment. *Acta Psychiatrica Scandinavica, 128,* 434–447. https://doi.org/10.1111/acps.12143

UNICEF (2014). *Hidden in plain sight. A statistical analysis of violence against children.* Verfügbar unter: https://reliefweb.int/sites/reliefweb.int/files/resources/Hidden_in_plain_sight_statistical_analysis_EN_3_Sept_2014.pdf

U.S. Department of Health and Human Services, Administration for Children and Families, Administration on Children, Youth and Families, Children's Bureau (2010). *Child Maltreatment 2008.* Available from http://www.acf.hhs.gov/programs/cb/stats_research/index.htm#can

Van Ijzendoorn, M. H., Schuengel, C. & Bakermans-Kranenburg, M. J. (1999). Disorganized attachment in early childhood: Meta-analysis of precursors, concomitants, and sequelae. *Development and Psychopathology, 11,* 225–249.

Vasileva, M. & Petermann, F. (2016). Attachment, development and mental health in abused and neglected preschool children in foster care: A meta-analysis. *Trauma, Violence, & Abuse, 19* (4), 443–458.

Verhoff, M. A., Kettner, M., Lászik, A. & Ramsthaler, F. (2012). Digital photo documentation of forensically relevant injuries as part of the clinical first response protocol. *Deutsches Ärzteblatt International, 109* (39), 638–642. https://doi.org/10.3238/arztebl.2012.0638

White, O. G., Hindley, N. & Jones, D. P. (2015). Risk factors for child maltreatment recurrence: an updated systematic review. *Medicine, Science and the Law, 55,* 259–277. https://doi.org/10.1177/0025802414543855

Widom, C. S. (1989). The cycle of violence. *Science, 244,* 160–166. https://doi.org/10.1126/science.2704995

Widom, C. S. (2014). Longterm consequences of child maltreatment. In J. E. Korbin & R. D. Krugman (Eds), *Handbook of child maltreatment* (pp. 225–247). Dordrecht, NL: Springer.

Witt, A., Brown, R. C., Plener, P. L., Brähler, E. & Fegert, J. M. (2017). Child maltreatment in Germany: prevalence rates in the general population. *Child and Adolescent Psychiatry and Mental Health, 11,* 47. https://doi.org/10.1186/s13034-017-0185-0

Witt, A., Rassenhofer, M., Pillhofer, M., Plener, P. L. & Fegert, J. M. (2013). Das Ausmaß von Kindesmissbrauch, -misshandlung und -vernachlässigung in Deutschland. Eine Übersicht. *Nervenheilkunde, 32,* 813–818. https://doi.org/10.1055/s-0038-1628561

Wu, S. S., Chang-Xing, M., Carter, R. L., Ariet, M., Feaver, E. A., Resnick, M. B. & Roth, J. (2004). Risk factors for infant maltreatment: a population-based study. *Child Abuse and Neglect, 28,* 1253–1264. https://doi.org/10.1016/j.chiabu.2004.07.005

Xie, L., Korkmaz, K. S., Braun, K. & Bock, J. (2013). Early life stress-induced histone acetylations correlate with activation of the synaptic plasticity genes Arc and Egr1 in the mouse hippocampus. *Journal of Neurochemistry, 125,* 457–464. https://doi.org/10.1111/jnc.12210

Zeanah, C. H., Scheeringa, M., Boris, N. W., Heller, S. S., Smyke, A. T. & Trapani, J. (2004). Reactive attachment disorder in maltreated toddlers. *Child Abuse and Neglect, 28* (8), 877–888.

Zeanah, C. H., Smyke, A. T., Koga, S. F., Carlson, E. & the Bucharest Early Intervention Project Core Group (2005). Attachment in institutionalized and community children in Romania. *Child Development, 76* (5), 1015–1028.

Ziegenhain, U. (2014). Risikoeinschätzung bei Kindeswohlgefährdung. In Deutscher Familiengerichtstag e. V. (Hrsg.), *Brühler Schriften zum Familienrecht* (Band 18). Bielefeld: Gieseking-Verlag.

Ziegenhain, U. & Deneke, C. (2014). Entwicklungspathologische Voraussetzungen der Erlebens- und Verarbeitungsweisen von Kindern psychisch kranker Eltern. In M. Kölch, U. Ziegenhain & J. M. Fegert (Hrsg.), *Kinder psychisch kranker Eltern: Herausforderungen für eine interdisziplinäre Kooperation in Betreuung und Versorgung* (S. 14–39). Weinheim: Beltz Juventa.

Ziegenhain, U. & Fegert, J. M. (2018). Entwicklungspsychologische Beratung für junge Eltern: *Grundlagen und Handlungskonzepte für die Jugendhilfe* (Studien und Praxishilfen zum Kinderschutz, 3. Aufl.). Weinheim: Beltz Juventa.

Ziegenhain, U. & Fegert, J. M. (im Druck). Bindung im Kindes- und Jugendalter. In J. M. Fegert, F. Resch, P. Plener, M. Kaess, M. Döpfner, K. Konrad & T. Legenbauer (Hrsg.), *Psychiatrie und Psychotherapie des Kindes- und Jugendalters*. Berlin/Heidelberg: Springer.

Ziegenhain U., Fegert, J. M., Ostler, T. & Buchheim, A. (2007). Risikoeinschätzung bei Vernachlässigung und Kindeswohlgefährdung im Säuglings- und Kleinkindalter – Chancen früher beziehungsorientierter Diagnostik. *Praxis der Kinderpsychologie und Kinderpsychiatrie, 56* (5), 410–428.

Ziegenhain, U., Fegert, J. M., Petermann, F., Schneider-Haßloff, H. & Künster, A. K. (2014). Inobhutnahme und Bindung. *Kindheit und Entwicklung, 4,* 248–259. https://doi.org/10.1026/0942-5403/a000151

Ziegenhain, U., Künster, A. K. & Besier, T. (2016). Gewalt gegen Kinder. *Bundesgesundheitsblatt – Gesundheitsforschung – Gesundheitsschutz, 1,* 44–51. https://doi.org/10.1007/s00103-015-2271-x

Ziegenhain, U., Schöllhorn, A., Künster, A. K., Hofer, A., König, C. & Fegert, J. M. (2010). *Modellprojekt Guter Start ins Kinderleben. Werkbuch Vernetzung.* Köln: Nationales Zentrum Frühe Hilfen.

Zingraff, M. T., Leiter, J., Myers, K. A. & Johnsen, M. (1993). Child maltreatment and youthful problem behavior. *Criminology, 31,* 173–202. https://doi.org/10.1111/j.1745-9125.1993.tb01127.x

Anhang

Abkürzungsverzeichnis

ACE Adverse Childhood Experiences
ADHS Aufmerksamkeits-Defizit-Hyperaktivitäts-Störung
AWMF Arbeitsgemeinschaft der Wissenschaftlichen Medizinischen Fachgesellschaften
BAG Bundesarbeitsgemeinschaft
BKiSchG Bundeskinderschutzgesetz
BMFSFJ Bundesministerium für Familie, Senioren, Frauen und Jugend
BVerfG Bundesverfassungsgericht
CATS Child and Adolescent Trauma Screening Questionnaire
CRIES Children's Revised Impact of Event Scale
CTQ Childhood Trauma Questionnaire
DCL TBS Diagnose-Checklisten Trauma- und belastungsbezogene Störungen
DGKCH Deutsche Gesellschaft für Kinderchirurgie
DGKiM Deutsche Gesellschaft für Kinderschutz in der Medizin
DGKJ Deutsche Gesellschaft für Kinder- und Jugendmedizin
DGKJP Deutsche Gesellschaft für Kinder- und Jugendpsychiatrie, Psychosomatik und Psychotherapie
DGRM Deutsche Gesellschaft für Rechtsmedizin
DGSPJ Deutsche Gesellschaft für Sozialpädiatrie und Jugendmedizin
DIMDI Deutsches Institut für Medizinische Dokumentation und Information
DISYPS Diagnostik-System für Psychische Störungen nach ICD-10 und DSM-5 für Kinder und Jugendliche
DSM Diagnostic and Statistical Manual of Mental Disorders
E-KVT Entwicklungsangepasste kognitive Verhaltenstherapie
EMDR Eye Movement Desensitization and Reprocessing
EPB Entwicklungspsychologische Beratung
ETI-KJ Essener Trauma-Inventar für Kinder und Jugendliche
FamFG Gesetz über das Verfahren in Familiensachen und in den Angelegenheiten der freiwilligen Gerichtsbarkeit
FamRZ Zeitschrift über das gesamte Familienrecht
GG Grundgesetz
GPR Gesellschaft für Pädiatrische Radiologie
FBB-TBS Fremdbeurteilungsbogen Trauma- und belastungsbezogenen Störungen

IBS-A-KJ	Interview zu akuten Belastungsstörungen für Kinder und Jugendliche
IBS-KJ	Interview für Belastungsstörungen für Kinder und Jugendliche
IBS-P-KJ	Interview zu posttraumatischen Belastungsstörungen für Kinder und Jugendliche
ICD-10	International Statistical Classification of Diseases and Related Health Problems (Internationale Klassifikation der Krankheiten und verwandter Gesundheitsprobleme, 10. Revision)
ILF-INTERNAL	Interviewleitfaden für Internale Störungen
Kid-NET	Narrative Expositionstherapie (NET) für Kinder
Kinder-DIPS	Diagnostisches Interview bei psychischen Störungen im Kindes- und Jugendalter
KKG	Gesetz zur Kooperation und Information im Kinderschutz
K-SADS	Kiddie Schedule for Affective Disorders and Schizophrenia
LKJ	Leitfaden Kinder- und Jugendpsychotherapie
NZFH	Nationales Zentrum Frühe Hilfen
OPS	Operationen- und Prozedurenschlüssel
PE-A	Prolongierte Exposition – „prolonged-exposure -Adolescents"
PTBS	Posttraumatische Belastungsstörung
SBB TBS	Selbstbeurteilungsbogen Trauma- und belastungsbezogene Störungen
SGB	Sozialgesetzbuch
SPFH	Sozialpädagogische Familienhilfe
StGB	Strafgesetzbuch
StPO	Strafprozessordnung
Tf-KVT	Traumafokussierte kognitive Verhaltenstherapie
TSK-10	Trauma-Screening-Fragebogen für Kinder
ZPO	Zivilprozessordnung

Glossar

Adverse Childhood Experiences (ACE)
Belastende Kindheitserfahrungen.

Balint-Gruppe
Gruppen von etwa acht bis zwölf Ärzten, die sich unter der Leitung eines Psychotherapeuten regelmäßig treffen, um über schwierige Fälle aus ihrer Berufspraxis zu sprechen. Ziel ist eine verbesserte Arzt-Patient-Beziehung, ein verbessertes Verständnis des Falls und somit eine verbesserte Behandlung des Patienten.

Bundeskinderschutzgesetz
Das im Januar 2012 in Kraft getretene Bundeskinderschutzgesetz umfasst Regelungen präventiver und interventiver Maßnahmen zum Schutz von Kindern und Jugendlichen. Unter die verschiedenen Regelungsbereiche fallen die gesetzliche Verankerung Früher Hilfen mit Etablierung verlässlicher Netzwerke, die Stärkung der Handlungsrechte von Kindern und Jugendlichen, das Einhalten verbindlicher Standards in Einrichtungen der Kinder- und Jugendhilfe, die Erhöhung von Handlungs- und Rechtssicherheit für Akteure im Kinderschutz, sowie das Erstellen von Kinder- und Jugendhilfestatistiken.

Child and Adolescent Trauma Screening Questionnaire
Standardisierter Fragebogen zum Screening posttraumatischer Stresssymptomatik bei Kindern und Jugendlichen.

Childhood Trauma Questionnaire (CTQ)
Standardisiertes Instrument zur Erfassung traumatischer Kindheitserfahrungen.

Emotionale Misshandlung
Jedes absichtsvolle Elternverhalten, welches dem Kind vermittelt, wertlos, fehlerbehaftet, ungeliebt, ungewollt oder unnütz zu sein und damit dem Kind potenziell psychologischen oder emotionalen Schaden zufügt.

Epigenetik
Teilgebiet der Biologie: Erbliche genetische Modifikationen mit Wirkung auf den Phänotyp ohne Veränderung der DNA-Sequenz (Genotyp).

Eye Movement Desensitization and Reprocessing (EMDR)
Traumatherapeutisches Verfahren.

Gesetz zur Kooperation und Information im Kinderschutz (KKG)
Verabschiedet im Rahmen des Artikel 1 des Bundeskinderschutzgesetzes.

Güterabwägung
Prinzip, nach dem ein rechtlich geschütztes höherwertiges Gut im Falle eines Konfliktes dem geringerwertigen vorzuziehen ist.

Insoweit erfahrene Fachkraft
Zur Einschätzung des Gefährdungsrisikos im Kontext einer vermuteten Kindeswohlgefährdung sieht das Bundeskinderschutzgesetz die Möglichkeit der fachlichen Beratung durch eine insoweit erfahrene Fachkraft vor.

Kiddie Schedule for Affective Disorders and Schizophrenia (K-SADS)
Semistrukturiertes diagnostisches Interview für die Erfassung gegenwärtiger und zurückliegender Episoden psychischer Störungen bei Kindern und Heranwachsenden.

Kindeswohl
Rechtsgut aus dem deutschen Familienrecht, umfasst das Wohlergehen eines Kindes und seine gesunde Entwicklung.

Kindeswohlgefährdung
Eine gegenwärtige, in einem solchen Maße vorhandene Gefahr, dass sich bei der weiteren Entwicklung eine erhebliche Schädigung mit ziemlicher Sicherheit voraussagen lässt (BVerfG FamRZ 2015, 112).

Kindesmisshandlung
Einzelne oder mehrere Handlungen oder Unterlassungen durch Eltern oder andere Bezugspersonen, die zu einer physischen oder psychischen Schädigung des Kindes führen, das Potenzial einer Schädigung besitzen oder die Androhung einer Schädigung enthalten.

Körperliche Kindesmisshandlung
Gezielte Anwendung von körperlicher Gewalt gegen ein Kind, welche zu körperlichen Verletzungen führt oder das Potenzial dazu hat.

Operationen- und Prozedurenschlüssel (OPS)
Amtliche Klassifikation zum Verschlüsseln von Operationen, Prozeduren und allgemein medizinischen Maßnahmen.

Ophthalmologisch
Die Augenheilkunde betreffend.

Proinflammatorische Zytokine
Zytokine: Vielfältige Gruppe von Eiweißen, die eine wichtige Rolle im Immunsystem spielen. Ihre Bildung und Freisetzung erfolgt durch Immunzellen, aber auch durch nicht immunologische Zellen.

Proinflammatorische Zytokine: Entzündungsfördernde Proteine, welche beim Eindringen eines Erregers für das Anlocken von Immunzellen zum Infektionsort, eine stärkere Durchblutung des betroffenen Gewebes und die Aktivierung der Immunzellen sorgen.

Resilienz Resilienz meint die Widerstandsfähigkeit eines Individuums gegenüber erschwerenden Lebensbedingungen. Im Folgekontext von Misshandlung und Vernachlässigung bezieht sich dies auf die verhältnismäßig gesunde Anpassungsfähigkeit eines Kindes ohne Nachweis pathologischer Befunde.

Schutzbefohlene Schutzbefohlene sind all diejenigen Kinder und Jugendlichen, die unter Obhut eines Elternteils oder einer Autoritätsperson stehen. Gemäß § 174 StGB werden Schutzbefohlene nach Art des Obhutsverhältnisses in drei Personengruppen unterschieden: Erstere bilden Personen unter 16 Jahren im Erziehungs-, Ausbildungs- oder Betreuungsverhältnis. Die zweite Gruppe stellen Personen unter 18 Jahren, wenn sie zur Erziehung, Ausbildung oder Betreuung anvertraut oder in einem Dienst- und Arbeitsverhältnis untergeordnet sind und das damit verbundene Abhängigkeitsverhältnis missbraucht wird. Die dritte Gruppe Schutzbefohlener bilden angenommene oder leibliche Kinder unter 18 Jahren.

Sexueller Missbrauch Jede durchgeführte oder versuchte sexuelle Handlung mit oder ohne Körperkontakt an bzw. mit einem Kind.

Stressor Stressfaktor.

Trebegängerei Herumtreiberei von jugendlichen Ausreißern.

Vernachlässigung Mangelnde Erfüllung der grundlegenden körperlichen, emotionalen, medizinischen oder bildungsbezogenen Bedürfnisse des Kindes durch die Bezugsperson und/oder die mangelnde Gewährleistung der kindlichen Sicherheit durch unzureichende Beaufsichtigung oder die fehlende Herausnahme aus einer gewalttätigen Umgebung.